PBLDで学ぶ痛み治療

術後鎮痛から、ペインクリニック、緩和医療まで

編集 駒澤 伸泰（大阪医科大学）・森本 康裕（宇部興産中央病院）

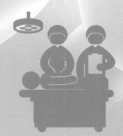
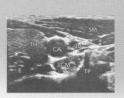
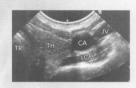

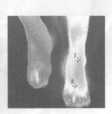

克誠堂出版

執筆者一覧

編　集　　駒澤　伸泰（大阪医科大学麻酔科学教室
　　　　　　　　　　　　／同附属病院医療技術シミュレーション室）
　　　　　　森本　康裕（宇部興産中央病院麻酔科）

執筆者　　植木　隆介（兵庫医科大学麻酔科学・疼痛制御科学講座）
　　　　　　中川　元文（母子愛育会愛育病院麻酔科）
　　　　　　上嶋　浩順（昭和大学医学部麻酔科学講座）
　　　　　　駒澤　伸泰（大阪医科大学麻酔科学教室）
　　　　　　森本　康裕（宇部興産中央病院麻酔科）
　　　　　　宮﨑　直樹（国立病院機構熊本医療センター麻酔科）
　　　　　　羽場　政法（国保日高総合病院麻酔科）
　　　　　　滝本　佳予（市立池田病院麻酔科・ペインクリニック）
　　　　　　小野　まゆ（市立池田病院麻酔科・ペインクリニック）
　　　　　　大路奈津子（独立行政法人労働者健康安全機構長崎労災病院
　　　　　　　　　　　　麻酔科）
　　　　　　城戸　晴規（大阪医科大学麻酔科学教室）
　　　　　　今城　幸裕（大阪医科大学麻酔科学教室）
　　　　　　南　　敏明（大阪医科大学麻酔科学教室）
　　　　　　石尾　純一（大阪医科大学麻酔科学教室）
　　　　　　金　　史信（市立池田病院麻酔科・ペインクリニック）
　　　　　　池垣　淳一（兵庫県立がんセンター緩和ケア内科・麻酔科）
　　　　　　髙橋　正裕（社会医療法人財団聖フランシスコ会姫路聖マリア
　　　　　　　　　　　　病院緩和ケア内科）

（執筆順）

序　文

　痛みとの闘いは、人類の歴史でもある。われわれ麻酔科医は周術期、ペインクリニックさらに緩和ケア等いろいろな分野で患者の痛みに向き合っている。痛みの治療には神経ブロックやオピオイドを使用するが、これらは強力な鎮痛作用がある反面副作用にも注意が必要である。患者の安全はどのような場面でも最も重視されなければならない。

　本書は、このような痛みに治療の現場で日頃遭遇する問題点を中心にProblem-Based Learning Discussion（PBLD）形式で理解を深めてもらうことを目的として編集した。PBLDは新しい医学教育の手法として各種学会で行われているが、公開されることは少ない。われわれはすでに周術期管理についてPBLD形式の二冊の本を上梓したが、この形式が麻酔科領域での知識習得や他職種の連携構築に有効であることを実感している。本書についても職場あるいは自宅でゆっくり読んでいただき、他書も参考にしながら安全でかつ有効な痛み治療の実践につなげていただきたい。

　本書の企画・編集を助けてくれた大阪医科大学麻酔科学教室の駒澤伸泰先生、多大なご協力を賜った克誠堂出版の関貴子氏に心から感謝します。

2018年3月
　遅い梅の季節に

森本　康裕

本書の読み方

　ご高覧下さりありがとうございます。本書はPBLDに従って痛み治療を学んでいくことを目的としています。これまでにない形式の本なのでまず本書の読み方について説明します。

症例：
　症例は16例あります。興味のある症例から読み始めて下さい。

症例経過1：
　まず症例の背景を記載しています。場合によってはこの経過で問題が生じるかもしれません。

設問：
　経過の区切りで、この段階で考えること、必要な処置について設問を入れています。本書は問題集ではありませんので、各設問についてこの段階で適当かどうかよく考えて下さい。

　実際の臨床では、間違いではないが、ここでは優先順位は低いという対応はよくあります。○か×か白黒をつけにくい選択があるということです。このような設問については△としました。例えば挿管困難時にDAMカートを持ってくるのは○ですが、除細動器は最悪必要になるかもしれませんが、換気が保たれていれば優先順位は低いかもしれません。このような選択が△です。ですから次の段階では○になる可能性があります。まず、何をすべきか？ 次は？ という順に考えてもらうとよいと思います。

解説：
　上記の設問に対しての回答と説明です。回答については無理に×をつくらないようにしたので○が多くなっています。できるだけ本書のみで必要な知識を得られるようにしました。

Point：
　ここでの考え方を簡潔にまとめています。表や図をいれていますので参照して下さい。

伝えたい一言：
　最低覚えておいてもらいたいポイントです。
症例経過2：
　以下同様に進めていきます。
本症例のポイント：
　最後に症例をとおしてのポイントです。ゆっくり読み直して復習して下さい。
文献：
　さらに深く勉強したいときに参照して下さい。

森本　康裕

痛みのシミュレーション教育としてのPBLDの意義
～区域麻酔・ペインクリニック・緩和医療を中心に～

■■■ 神経ブロックをはじめとする区域麻酔・ペインクリニック領域における急変対応の必要性

　区域麻酔やペインクリニック領域では、頻度は低いものの、心肺停止をはじめとする重篤な合併症を来すことがあり、迅速かつ適切な対応が必要である。特に、超音波機器の普及により、頸部や脊髄近傍の神経ブロックが、手術室だけでなく外来処置室で行われることが増加しているため、外来処置室での対応も重要となってきた。

　手術室内での超音波ガイド下神経ブロックの合併症発生率データは、日本にはまだないが、ペインクリニック領域では、ペインクリニック学会により310施設に対する有害事象調査が行われ、2013年度の学術集会で199施設からの回答が報告された。その調査報告の中には、抗うつ薬、非ステロイド性抗炎症薬（nonsteroidal anti-inflammatory drugs：NSAIDs）、アセトアミノフェン、強オピオイドなどの薬物に関するものだけでなく、インターベンショナル痛み治療、末梢神経ブロックに関連する事象に関しても、脊髄くも膜下ブロックによる予期せぬ合併症、低血圧や局所麻酔薬中毒などが多数報告された。これは、区域麻酔やペインクリニック領域での急変迅速対応の必要性を裏付けている。

　これらの心停止に至る合併症が、手術室や救急初療室のような設備の整った環境ではなく、外来処置室で発生した場合は、多くの場合発見や対応が遅れることもある。よって、重篤な合併症を引き起こす可能性のある区域麻酔・ペインクリニック領域における急変対応訓練が必要となる。

■■■ PBLDにおけるデブリーフィングの意義

　区域麻酔やペインクリニック領域においては、蘇生や気道管理のようにマネキンを用いたシミュレーショントレーニングは不可能である。しかし、痛み領域のシミュレーショントレーニングとして、PBLD（Problem-based Learning and Discussion)を用いてノンテクニカルスキルを磨く「痛みのシミュレーション教育」が有効な可能性がある。

そして、シミュレーション講習会の学習効果を最大限にするためには、シナリオ施行後にデブリーフィングを行うなどの工夫が必要である。デブリーフィングとはシナリオを学んだ後に「どうすればより良い判断ができたか？」を考えるプロセスのことで、ノンテクニカルスキルを磨くカギである。

また、医療安全向上のためには、個人の医療従事者の危機意識向上だけではなく、区域麻酔・ペインクリニック施行環境のシステム改変も必要である。ゆえに、デブリーフィングを行う際には、合併症への対応だけでなく、ペインクリニック外来で常備すべきモニター、緊急対応器具、常備薬物などに関するディスカッションを多職種で行い、その結果をシステム改善に反映させていくことが大切である。

PBLDを用いた周術期管理チームや外来診療チーム全体での危機対応訓練が、日本麻酔科学会やペインクリニック学会の学会レベルでの取り組みに発展すれば、ペインクリニック・神経ブロック領域のさらなる医療安全向上につながるであろう。本書が、区域麻酔・ペインクリニック、そして緩和医療における医療安全に寄与することを祈念しております。

【参考文献】

1) 田口仁士，村川和重，宇野武司ほか．ペインクリニック診療における医療安全のアンケート調査―専門医指定研修施設の現状と課題―．日ペ会誌 2010 ; 17 : 506-15.
2) 益田律子，田口仁士，横田美幸ほか．日本ペインクリニック学会安全委員会・2012年有害事象調査報告と課題．日ペ会誌 2013 ; 20 : 319-20.
3) 駒澤伸泰，羽場政法，上嶋浩順ほか．周術期に対応するALSコース（ALS-OP）の提案．日臨麻会誌 2015 ; 35 : 538-43.
4) 駒澤伸泰，藤原俊介，羽場政法ほか．周術期二次救命処置トレーニング（ALS-OP）の開催経験．麻酔 2015 ; 64 : 562-5.
5) Mauch J, Jurado OM, Spielmann N, et al. Resuscitation strategies from bupivacaine-induced cardiac arrest. Paediatr Anaesth 2012 ; 22 : 124-9.
6) Vanden Hoek TL, Morrison LJ, Shuster M, et al. Part 12 : cardiac arrest in special situations : 2010 American Heart Association Guide-

lines for Cardiopulmonary Resuscitation and Emergency Cardiovascular Care. Circulation 2010;122:S829-61.
7) 駒澤伸泰,藤原俊介,南 敏明.麻酔・救急領域における医療安全向上のためのシミュレーション教育の意義と課題.日臨麻会誌2014;34:214-21.
8) 駒澤伸泰,南 敏明.2015年度版米国心臓協会二次救命処置ガイドラインの手術室蘇生への実践応用〜周術期管理チームによる危機対応能力育成のために〜.臨床麻酔2016;40:147-51.
9) Komasawa N, Berg BW. A proposal for modification of non-technical skill assessment for perioperative crisis management simulation training. J Clin Anesth 2016;32:25-6.

駒澤　伸泰

目 次

第Ⅰ章　手術室

1. 硬膜外麻酔後の神経損傷疑い（鑑別・血腫まで）　　　植木　隆介　　1
2. 無痛分娩による合併症　　　中川　元文、上嶋　浩順　17
3. 超音波ガイド下腕神経叢ブロックによる気胸　　　駒澤　伸泰　33
4. 坐骨神経ブロック後の遷延性下肢麻痺　　　森本　康裕　41
5. 局所麻酔薬中毒　　　宮﨑　直樹　47
6. 持続静脈内フェンタニル投与と合併症　　　羽場　政法　57

第Ⅱ章　ペインクリニック

7. 星状神経節ブロックと合併症　　　滝本　佳子、小野　まゆ　69
8. 頭痛の鑑別と対応　　　大路　奈津子　81
9. 複合性局所疼痛症候群の診断と治療　　　城戸　晴規　91
10. 有痛性糖尿病性神経障害　　　今城　幸裕、駒澤　伸泰、南　敏明　99
11. 三叉神経痛の診断と治療　　　石尾　純一、駒澤　伸泰、南　敏明　105
12. 帯状疱疹・帯状疱疹後神経痛の診断と治療　　　金　史信　111

第Ⅲ章　緩和医療

13. 緩和医療の基本的考え方　　　駒澤　伸泰、池垣　淳一　123
14. 骨転移痛への対応　　　駒澤　伸泰、池垣　淳一　131
15. 内臓神経ブロックとオピオイド離脱症候群
　　　駒澤　伸泰、池垣　淳一　139
16. 呼吸困難、消化器症状、終末期鎮静　　　髙橋　正裕　145

キーワード索引……………159

第 I 章　手術室

1　硬膜外麻酔後の神経損傷疑い（鑑別・血腫まで）

Key Words
硬膜外麻酔
硬膜外血腫
硬膜外膿瘍
神経損傷
抗凝固薬

症例経過 1

　66歳、男性、身長167 cm、体重63 kg。膵頭部がんと診断され、膵頭十二指腸切除術が予定された。55歳時に脳梗塞を発症し左不全麻痺となったが、リハビリによりほぼ運動機能は回復していた。それ以後、塩酸チクロピジンを再発防止目的で内服してきた。神経内科コンサルトを行い、術前14日前から中止可能とされた。血小板数は$18 \times 10^4/\mu L$で、プロトロンビン時間国際標準化（prothrombin time-international normalized ratio：PT-INR）1.0、活性化部分トロンボプラスチン時間（activated partial thromboplastin time：APTT）33（秒）であった。患者は術後の痛みを心配しており、全身麻酔に硬膜外麻酔を併用して、術後鎮痛を行う予定とした。

設　問

硬膜外麻酔の合併症、硬膜外血腫の発生に関係する因子は何か。（○△×）をつけよ。

1）同じサイズの穿刺針であれば、留置カテーテルの有無は関係しない
2）穿刺が困難な症例、脊椎の変形は、硬膜外血腫の危険因子となる
3）年齢は、硬膜外血腫の発生には関係しない
4）硬膜外の静脈には弁があり、硬膜外血腫は外力による血管損傷を伴う
5）硬膜外腔内の静脈は内椎骨静脈叢で、脊髄、脊椎管に由来する

1）同じサイズの穿刺針であれば、留置カテーテルの有無は関係しない（×）

硬膜外カテーテルの留置や抜去に伴う静脈の損傷が原因となる。したがって、カテーテルの留置は単回穿刺に比べてリスク増加になる。抗凝固薬（特に未分化や低分子ヘパリン）投与時には、血腫のリスク上昇につながる。

2）穿刺が困難な症例、脊椎の変形は、硬膜外血腫の危険因子となる（○）

米国区域麻酔・痛み医学会（American Society of Regional Anesthesia and Pain Medicine：ASRA）のガイドライン[1]においても、穿刺困難はリスクとして挙げられている。また、脊椎疾患、中でも後縦靱帯骨化症では、硬膜外腔の血管増生によりリスクが高くなる可能性が考えらえる[2]。その他、脊柱管狭窄や腰椎椎間板疾患、脊椎手術の既往は硬膜外麻酔そのものを難しくする可能性があり[3]、適応を慎重に検討する。

3）年齢は、硬膜外血腫の発生には関係しない（×）

高齢者では、硬膜外血腫のリスクが高くなると考えられている。これには、血管や組織の加齢による脆弱化、骨変形、骨棘形成による挿入困難（複数回穿刺による血管損傷リスク増加）などが関与する。

4）硬膜外の静脈には弁があり、硬膜外血腫は外力による血管損傷を伴う（×）

硬膜外血腫の原因血管は硬膜外腔の静脈である。特発性の場合、硬膜外腔の静脈には弁がないことより、怒張などによる自然破綻による出血が原因となる。

5）硬膜外腔内の静脈は内椎骨静脈叢で、脊髄、脊椎管に由来する（○）

この硬膜外の静脈叢は、骨盤部や頭蓋内の静脈叢とも密な連絡を有している。ここの静脈は、弁がなく、壁が薄いので、腹腔内圧や胸腔内圧の上昇の影響を受け、拡張しやすい。妊婦や肥満症例、咳嗽時には血管穿刺のリスクが高くなる。

表 1 硬膜外麻酔の禁忌

絶対的禁忌	・意識障害 ・患者の協力が得られない ・出血傾向 　（血小板数 8〜10×10^4/μL 以下，PT-INR>1.2〜1.5，APTT>施設上限値） ・抗血小板薬，抗凝固薬が休止できない ・穿刺部および周囲に感染・炎症所見 ・菌血症や敗血症 ・ショック状態 ・脳・脊髄疾患急性期 ・頭蓋内占拠性病変で脳圧が高い（例：頭蓋内圧亢進脳腫瘍） ・局所麻酔薬アレルギー（詳細な問診や検査が必要）
相対的禁忌	1. 脳神経・脊髄の変性・脱髄疾患 2. 神経学的異常所見 3. 脊椎の先天的・後天的変形 4. 精神障害（精神発達遅滞），体位がとれない 5. 高度肥満

※記載は各教科書により微妙に異なる．

硬膜外麻酔血腫をはじめ、硬膜外麻酔の合併症を避けるためには、術前の適応、禁忌の判断が欠かせない[4,5]。

硬膜外麻酔・脊髄くも膜下麻酔の禁忌についての記載は、教科書によっても微妙に異なる。特に脊髄くも膜下麻酔では、絶対的禁忌と相対的禁忌に分類して記載されていることが多い。

硬膜外麻酔の禁忌は、脊髄くも膜下麻酔の禁忌と同様に考えるべきであるが、穿刺針が太いことより、硬膜外腔およびその周辺組織の血管損傷から生じる硬膜外血腫の発生に、よりいっそう注意しなければならない（表1）。

硬膜外麻酔は、質の高い鎮痛効果が期待できる反面、時に神経障害という重篤な合併症を引き起こす「諸刃の剣」であり、適応の検討が何より大切である！

症例経過2

前日に硬膜外麻酔併用全身麻酔の説明と同意書の取得を行った。手術室に入室し、左側臥位で硬膜外カテーテルの挿入を開始した。穿刺に先立ち、胸部 CT を確認し、第 9/10 胸椎棘突起間の棘間周辺では、皮膚から硬膜外腔までの距離が 3.5〜4 cm 程度であることを確認した。1％メピバカイン 3 mL を皮下に局所麻酔をして、正中法で Tuohy 針を刺入した。刺入して、針の深さ 2.5 cm で棘上、棘間靱帯の抵抗を感じ、生理食塩液を満たしたガラスシリンジを用いて抵抗消失法を開始した。慎重に針を進め、3.8 cm の深さで抵抗消失を認めた。髄液の流出がないことを確認し、硬膜外カテーテルを頭側に 5 cm 挿入した。

生理食塩液を入れたシリンジをカテーテルに接続し吸引したところ、淡血性の血液の戻りを認めた。

=== 設 問 ===

この際に、とるべきと考えられる行動は何か。（○△×）をつけよ。

1）血液が逆流するスピードをみるため、さらに陰圧をかけて吸引する
2）血管内迷入の鑑別のために 10 万倍アドレナリン（エピネフリン）入り 1％リドカイン 3 mL を注入する
3）淡血性は通常問題ないので、テストドーズは行わず、術中使用する
4）手術室か透視室で X 線透視装置を使用し、硬膜外造影検査を行う
5）血管迷入の疑いのため、硬膜外カテーテルを刺入点もしくは棘間を変えて、再度挿入し直す

1）血液が逆流するスピードをみるため、さらに陰圧をかけて吸引する（×）

　硬膜外カテーテルの血管内迷入が疑われる。しかし、さらなる陰圧による吸引は血管損傷を助長するおそれがあり、慎むべきである。

2）血管内迷入の鑑別のために 10 万倍アドレナリン（エピネフリン）入り 1％リドカイン 3 mL を注入する（○）

　硬膜外穿刺の際、硬膜外静脈叢や骨膜の血管に針が当たり、時折出

血を認めることがある。血管内迷入の鑑別には、アドレナリン入りの局所麻酔薬のテストドーズが役立つ。10〜15 μgのアドレナリン投与のあと、心拍数 10 beats/min または収縮期血圧の 15 mmHg 以上の上昇は、血管内迷入を疑う所見である[6,7]。ただし、同薬物に含まれる防腐剤（メチルパラベンなど）によるアレルギーには注意が必要である。また、小児ではアドレナリン添加のテストドーズで、その後の脊髄虚血との関与が否定できない症例の報告があり、注意が必要である[3]。

3）淡血性は通常問題ないので、テストドーズは行わず、術中使用する（×）

淡血性の理由には、抵抗消失法の生理食塩液による希釈も考慮すべきで、テストドーズによる確認は確実に行うべきである。

また、初めは問題なくても、手術中に血管内迷入する可能性を常に念頭に置く。

4）手術室か透視室でX線透視装置を使用し、硬膜外造影検査を行う（○〜△）

硬膜外カテーテルから造影剤を注入し、確認をすることで、硬膜外腔に投与した薬物の流れを確認できる。手間がかかるという欠点があるが、アドレナリン添加のテストドーズで判断が難しい場合など、検討すべき対応策と考える。

5）血管迷入の疑いのため、硬膜外カテーテルを刺入点もしくは棘間を変えて、再度挿入し直す（○）

現実的な対応である。穿刺針を抜去し、局所の腫脹、出血の有無をチェックする。ただし出血が顕著な場合は、場所を変えても同様の状況となる可能性もある。したがって、挿入断念も常に考慮する。

硬膜外穿刺時の出血は時折経験するトラブルである。重要なことに、出血した部分を深追いしないことである。一度仕切り直し、しっかりと穿刺部位の止血や腫脹がないことを確認する。そのうえで穿刺部位を変更し、さらに困難なら上級医にコンサルトを行うか、挿入を断念する。

硬膜外腔周辺は静脈叢が豊富で出血しやすい（図 1）[9] ことを念頭に

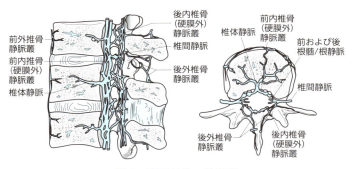

図1 硬膜外腔の静脈叢
硬膜外腔は静脈叢の発達した脂肪組織である．
血管穿刺，カテーテルの血管内迷入に注意する．
(高崎真弓．硬膜外鎮痛と麻酔：理論から手技の実際まで．東京：文光堂；2009. p.65より引用)

置き、針先が目標からずれないように意識し、細心の注意をはらう。近年、超音波ガイド下の神経ブロックが広まり超音波を使う機会が広がってきた。超音波を使うことで棘間の位置が同定でき、超音波上背側硬膜までの距離や角度を計測、描出することが可能なため、困難が予想される症例では、特にその使用が勧められる。

 硬膜外腔穿刺には、常に出血や神経根損傷、硬膜誤穿刺などのリスクが伴う！
　細やかな手技のトレーニングや画像確認など、リスクを減らす努力を行う！

症例経過 3

穿刺針を一度抜き、刺入点を第 10/11 胸椎棘突起間に変更したところ、今度は 3.8 cm の深さで問題なくカテーテルを頭側 5 cm に留置できた。手術は順調に進行し、約 8 時間で終了した。出血量は 600 mL で輸血はしなかった。麻酔覚醒は良好で、手術室で抜管した。術後管理目的で ICU に入室した。硬膜外鎮痛は、フェンタニル 30 μg/hr、0.2%レボブピバカイン 3 mL/hr で行っていた。

術後疼痛コントロールは良好であったが、穿刺部位のドレッシング材の被覆部分全体に血液の付着を認めた。

■■■ 設 問 ■■■

このときの対応として、適切なものは何か。(○△×)をつけよ。
1) 硬膜外血腫のリスクがあるため、すぐにカテーテルを抜去する
2) ドレッシング材を外し、現在の刺入部からの出血の有無を確認する
3) 穿刺部位の腫脹や圧痛、下肢、体幹の神経症状をすぐに確認する
4) 術後の抗凝固薬投与の予定時間と必要な時間間隔について確認する
5) 採血検査は、バイタルサインが安定していれば現在は不急である

1) **硬膜外血腫のリスクがあるため、すぐにカテーテルを抜去する(×)**

硬膜外カテーテル挿入部位からの出血を見ても、すぐにカテーテルは抜かず、抜去すべき状況かどうか、止血能的に抜ける条件であるかをチェックする。

2) **ドレッシング材を外し、現在の刺入部からの出血の有無を確認する(○)**

穿刺部からの出血が過去のものか、現在のものかをチェックするのは、今後の対応を考えるうえで非常に重要となる。持続性の出血の場合、硬膜外血腫のリスクが高いため、緊急で MRI による画像診断を依頼する。

表2 抗凝固薬と硬膜外カテーテル挿入，抜去について

抗凝固薬の種類	半減期	硬膜外カテーテル抜去のタイミング		抗凝固薬再開
		抗凝固薬 非併用時	抗凝固薬 併用時	抜去後
ヘパリン ナトリウム	1 hr (100 U/kg)	初回投与 1時間前	最終投与 2〜4時間後	1時間空けて
ヘパリン カルシウム	1〜5 hr (300 U/kg)	初回投与 1時間前	最終投与 10時間後	1時間空けて
エノキサパリン (低分子ヘパリン)	3〜6 hr (皮下投与)	初回投与 2時間前	最終投与 12時間後	2時間空けて
フォンダパリヌクス	14〜17 hr	初回投与 2時間前	最終投与 20〜36時間後	2時間空けて

3）穿刺部位の腫脹や圧痛、下肢、体幹の神経症状をすぐに確認する（○）

　硬膜外血腫および膿瘍はいずれも重篤な障害を来しうる合併症であり、早急な対応が後遺症を最小限にするために重要である。

4）術後の抗凝固薬投与の予定時間と必要な時間間隔について確認する（○）

　硬膜外カテーテルの抜去時期を考慮するためには、各科の術後の抗凝固薬投与について確認が必要である。抜去時には抗凝固薬の影響をなくし、血腫のリスクを減らす必要がある。

5）採血検査は、バイタルサインが安定していれば現在は不急である（×）

　今後硬膜外カテーテルの抜去を考えるにしても、血小板数、凝固系（PT、APTT、フィブリノゲンなど）が正常値になっているか確認することは重要である。特に術中出血量が多い場合など細心の注意を要する。

　表2にカテーテル抜去と抗凝固薬投与の時間差についてまとめる。穿刺時の硬膜外の静脈叢からの出血は、多くは自然に止血されると考えられるが、抗凝固薬の投与や抜去操作により、再度出血するリスクがある。したがって、抜去の際には、深部静脈血栓症（deep vein thrombosis：DVT）、肺血栓塞栓症（pulmonary embolism：PE）予

防の抗凝固薬の投与について、時間の確認が重要である。硬膜外血腫の発症率は、以前の約15万人に1例から、最近では、膝関節置換術の女性で3,600人に1例という報告もあり、決して稀な合併症とはいえなくなっている。

　　硬膜外血腫は、抗凝固薬を使う現代の麻酔管理では、稀な合併症とはいえない！
　　抗凝固薬と硬膜外カテーテル抜去のタイミングは、確実に守るべきである！

症例経過4

　ICU入室直後の神経障害の有無の確認では、右下肢に軽度のしびれを認めたものの四肢の筋力は保たれ、運動障害は認めなかった。硬膜外麻酔の局所麻酔薬の影響と考え経過観察としたが、しびれは徐々に増強し、翌朝には、両下肢の運動障害（対麻痺）が出現した。

設　問

このときの対応として、適切なものは何か。（○△×）をつけよ。
1）硬膜外の持続注入ポンプの注入を中止する
2）硬膜外血腫の診断のため、MRI検査を行う
3）硬膜外膿瘍を除外するため、CT検査を行う
4）対麻痺は硬膜外の局所麻酔薬によるものと考えられ、経過を観察する
5）バビンスキー反射は陰性である

1）硬膜外の持続注入ポンプの注入を中止する（○）
　硬膜外麻酔の合併症として対麻痺が発生した。最も重症で緊急性が高いものから鑑別診断を要する。この場合は、状況から硬膜外血腫が最も疑わしく、中止すべきと考える。
2）硬膜外血腫の診断のため、MRI検査を行う（○）
　硬膜外血腫の診断にMRIは非常に有用な情報を提供する。この場

合、診断を早くつけて、外科的治療につなげる必要がある。したがって、一刻も早い検査が必要である。

3）硬膜外膿瘍を除外するため、CT 検査を行う（△）

　脳神経系に対する CT の診断能力は近年かなり向上しているとはいえ、MRI には及ばないところがある。したがって、CT 検査はある程度の情報が得られるかもしれないが、夜間などであくまでも人手がないときなどのセカンドチョイスと考え、△とした。

4）対麻痺は硬膜外の局所麻酔薬によるものと考えられ、経過を観察する（×）

　状況から、硬膜外の局所麻酔薬のみでは、ここまで重篤な神経障害は考えにくい。残りは、硬膜外カテーテルのくも膜下迷入だが、状況から硬膜外血腫が最も疑われる。

5）バビンスキー反射は陰性である（×）

　足の裏をとがったもので踵から爪先にむけてゆっくりとこすり、足の親指が足の甲（足背）の方にゆっくり曲がる反射である。この反射は、2歳未満の幼児でみられ、成人では錐体路障害を示唆するものとして有名である。本症例は血腫による脊髄圧迫が疑われ、バビンスキー反射は陽性と推測できる。

　硬膜外血腫で運動障害を生じた場合、外科的治療の適応であり、早急な診断と手術の開始が予後規定する要因として重要である。

　夜間の睡眠または鎮静中は、発見が遅れる可能性が高く、注意が必要である。

　禁忌がないかぎり、MRI 検査を至急でオーダーしなければならない。

硬膜外血腫の早期診断、早期治療は、後遺症を残さないために非常に重要なカギとなる！

疑ったら、すぐに MRI 検査を申し込むべきである！

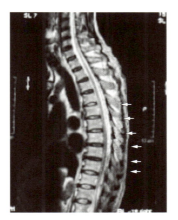

図2　症例経過5：脊椎MRI画像
⇨が病変部位
(Tatara T, Nagao K, Kinoshita M, et al. A case report of epidural hematoma after partial liver resection. JJSCA 日臨麻会誌 2008；28：325-9 より引用)

症例経過5

緊急MRIを撮影したところ、図2のような所見を認めた。

■設　問■

診断と治療方針についての記載について、適切なものは何か。（○△×）をつけよ。

1) 硬膜外膿瘍と考えられ、膿瘍ドレナージ術が必要である
2) 硬膜外血腫と考えられ、血腫除去術が緊急で必要である
3) 緊急手術の適応だが、予後には発生から手術までの時間はあまり影響しない
4) 手術が適切に行われても、神経障害が残存する可能性のインフォームドコンセントを手術終了後に行う
5) 胸髄損傷では、呼吸筋麻痺から術後呼吸不全に陥るリスクがある

1) 硬膜外膿瘍と考えられ、膿瘍ドレナージ術が必要である（×）
　急激な麻痺の進行とT2強調像の高信号が多数の椎体レベルに広がっており（表3）、状況からも硬膜外血腫が最も疑わしい[10]。

表 3　MRI 画像所見による硬膜外血腫と膿瘍の鑑別

鑑　別	硬膜外血腫	硬膜外膿瘍
MRI画像所見	急性期発症（24 時間以内） T1 強調像：脊髄と等信号 T2 強調像：不均一な境界明瞭な高信号に描出	T1 強調像で低信号 T2 強調像で高信号 多房性であったり，周囲が enchance される腫瘤像が特徴
	亜急性期 T1 強調像：部分的に高信号として描出 T2 強調像：低信号	下位腰椎は，脊柱管内の硬膜外脂肪が豊富なため，単純 T2 強調像のみで評価をすると，見逃す可能性がある
	慢性期 T1 強調像，T2 強調像の両者とも低信号となることが多い	脂肪抑制 T2 強調像，拡散強調画像などで判断する

※いずれも脊髄の圧迫所見を来しうる，鑑別が難しいこともある．

2）硬膜外血腫と考えられ、血腫除去術が緊急で必要である（○）

1）と同様、硬膜外膿瘍との鑑別は完全ではないかもしれないが、脊髄の高度な圧迫像が認められ、緊急手術で血腫を除去することが必要である。

3）緊急手術の適応だが、予後には発生から手術までの時間はあまり影響しない（×）

本症例に限らず、神経学的な予後は、発生から血腫除去までの時間により大きく影響を受ける。できるかぎり速やかに、椎弓切除術で除圧と血腫除去を行うことが、神経学的予後改善に不可欠である。

4）手術が適切に行われても、神経障害が残存する可能性のインフォームドコンセントを手術終了後に行う（×）

これだけ脊髄が圧迫を受けるほどの血腫なので、神経障害の完全な回復は難しいと考える。少なくとも家族にはその旨を伝えて了解を得ておくべきてある。

5）胸髄損傷では、呼吸筋麻痺から術後呼吸不全に陥るリスクがある（○）

胸髄損傷では、横隔膜の機能は維持できるものの、内外の肋間筋や腹筋は機能不全となるため、喀痰の排出障害が起こりうる[11]。したがって、術後の呼吸不全の発症に十分な留意が必要となる。

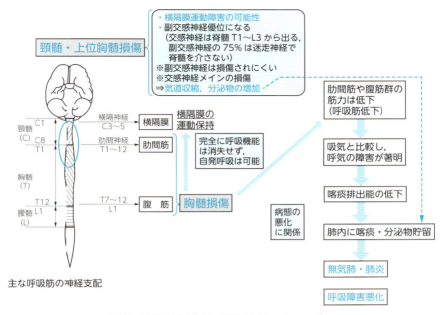

図3 脊髄損傷患者の呼吸障害のメカニズム
(小田太士，植田尊善．呼吸機能障害．脊損ヘルスケア編集委員会編．脊損ヘルスケア・基礎編（第1版）．東京：NPO法人日本さきずい基金；2005．p.31-41より引用)

本症例のポイント

　硬膜外麻酔の合併症である硬膜外血腫は、麻酔科医にとって非常につらい合併症である。一度発生すると、術後の呼吸機能障害や喀痰排出障害などさまざまな呼吸器系のトラブルも発生しうる。硬膜外麻酔の適応をはじめ、予防がなにより重要といえるが、疑ったら、事態は一刻を争うため、整形外科、ICU、手術室看護師など関係各署に緊急でできるかぎりの支援を要請する。

　硬膜外血腫で起こりうる脊髄障害から、呼吸障害に陥るメカニズムについて図3にまとめた。上位であればあるほど、障害の程度は大きくなる。硬膜外麻酔のさらなる安全性向上のため、最新のガイドラインを学び、日々の臨床経験に生かすことが麻酔科医の責務である。

硬膜外血腫と診断したら、速やかな脊髄の除圧、血腫除去の手術が必要となる！

早期診断が重要で、危機管理体制の構築も含め、麻酔科医の役割は大きい！

【文　献】

1) Horlocker TT, Wedel DJ, Rowlingson JC, et al. Regional anesthesia in the patient receiving antithrombotic or thrombolytic therapy：American Society of Regional Anesthesia and Pain Medicine Evidence-Based Guidelines（3rd ed）. Reg Anesth Pain Med 2010；35：64-101.
2) 大和田麻由子, 高橋　宏, 山下創一郎ほか. 脊椎疾患が関係すると考えられた術後硬膜外血腫の1症例. 麻酔 2015；64：647-50.
3) Hebl JR, Horlocker TT, Kopp SLN, et al. Neuraxial blockade in patients with preexisting spinal stenosis, lumbar disk disease, or prior spine surgery：efficacy and neurologic complications. Anesth Analg 2010；111：1511-9.
4) 室内健志, 山蔭道明. 硬膜外ブロックに関する最近の話題. 横山正尚編. 麻酔科医のための区域麻酔スタンダード. 東京：中山書店；2015. p.214-28.
5) 日本ペインクリニック学会, 日本麻酔科学会, 日本区域麻酔学会合同作成ワーキンググループ. 抗血栓療法中の区域麻酔・神経ブロックガイドライン. 2016. http://www.anesth.or.jp/guide/pdf/guideline_kouketsusen.pdf（2017年10月閲覧）
6) Guay J. The epidural test dose：a review. Anesth Analg 2006；102：921-9.
7) 日本麻酔科学会局所麻酔薬中毒へのガイドラインワーキンググループ. 局所麻酔薬中毒への対応プラクティカルガイド. 2017. http://www.anesth.or.jp/guide/pdf/practical_localanesthesia.pdf（2017年10月閲覧）
8) 山下幸貴, 恒吉勇男. 麻酔手技に伴う合併症とその対処. 症例検討. 術後に両下肢が完全麻痺した硬膜外カテーテルの先端はどこへ？LiSA 2016；23：132-6.
9) 高崎真弓. 硬膜外鎮痛と麻酔：理論から手技の実際まで. 東京：文光堂；2009. p.65.
10) Tatara T, Nagao K, Kinoshita M, et al. A case report of epidural

hematoma after partial liver resection. The journal of Japan society for clinical anesthesia. 日臨麻会誌 2008；28：325-9.
11) 小田太士，植田尊善．呼吸機能障害．脊損ヘルスケア編集委員会編．脊損ヘルスケア・基礎編（第1版）．東京：NPO法人日本せきずい基金；20C5．p.31-41．

（植木　隆介）

第Ⅰ章　手術室

2. 無痛分娩による合併症

Key Words
硬膜外無痛分娩
偶発的くも膜下カテーテル留置
高位脊麻
全脊麻
局所麻酔薬中毒

症例経過 ❶

　32歳、女性、1回経産。身長161 cm、体重76 kg（妊娠前55 kg）。妊娠39週3日。アレルギーを含め、特記すべき既往はなく、妊娠中の体重増加が過多であること以外は妊娠経過に特に問題はなかった。午前1時ごろより子宮収縮が10分間隔となり、陣痛発来のため周産期センターへ入院した。産婦に無痛分娩の希望があるため、午前3時に産科医より鎮痛管理を依頼された。

　産科医の内診所見は、子宮口3 cm開大、展退度70％、児頭下降度はSp-1で児の推定体重は3,230 g（39週0日、+0.77 SD）である。陣痛の間隔は4分で、胎児心拍陣痛図（cardiotocogram：CTG）は基線が120 beats/min、基線細変動は中等度、一過性頻脈を認め、一過性徐脈はみられていない。児の状態は良好であると考えられる。

　陣痛（子宮収縮）に合わせて下腹部と腰部にnumerical rating pain score（NRS）8の痛みを訴えている。入院後の血算は白血球数9,600/μL、ヘモグロビン10.6 mg/dL、血小板数$210×10^3$/μLであった。鎮痛方法として1か所穿刺法での脊髄くも膜下鎮痛併用硬膜外鎮痛（combined spinal-epidural analgesia：CSEA）を計画した。

設　問

1か所穿刺法のCSEAによる硬膜外無痛分娩について正しいものは何か。（○△×）をつけよ。

　　1）硬膜外鎮痛単独よりも初期鎮痛時の血圧低下が起こりにくい
　　2）鎮痛効果発現は数分から10分である
　　3）胎児一過性徐脈は鎮痛開始後20〜40分に多い
　　4）硬膜外鎮痛単独よりも鎮痛薬の追加投与回数が少なくてすむ

5) 鎮痛効果不十分による硬膜外カテーテルの入れ替えが硬膜外鎮痛単独よりも少ない

1か所穿刺法のCSEAについてはPoint参照

1) **硬膜外鎮痛単独よりも初期鎮痛時の血圧低下が起こりにくい（×）**
　くも膜下投与する薬液の組成や量にもよるが、一般的にCSEAのほうが血圧低下は起こりやすいとされている。実際には10〜15 mmHg程度の低下がほとんどであるが、大きく低下することもあり、そのような場合は胎盤循環の悪化にもつながるため注意して観察すべきである。

2) **鎮痛効果発現は数分から10分である（○）**
　くも膜下投与する薬液や分娩の進み具合にも依存するし、そもそも個人差があるが、脊髄くも膜下鎮痛開始後数分で疼痛が軽減しはじめ、十数分後には十分な鎮痛効果を得ることができる。一方、硬膜外鎮痛単独では20〜30分程度（会陰部の鎮痛には40〜60分かかることもある）で十分な効果を得る。

3) **胎児一過性徐脈は鎮痛開始後20〜40分に多い（○）**
　鎮痛を開始して、鎮痛効果が落ち着いてくる20〜40分後に胎児心拍異常（一過性徐脈）を認めることがある。頻度としては数％から20％程度である。硬膜外鎮痛単独よりもCSEAのほうが胎児心拍異常の起こる頻度が高いことが知れており、オピオイドを併用することでこの頻度が上昇するとの報告[1]もある。

4) **硬膜外鎮痛単独よりも鎮痛薬の追加投与回数が少なくてすむ（○）**
　同じ条件で維持投与をした場合に硬膜外鎮痛単独よりも1か所穿刺法のCSEAで初期鎮痛を行ったほうが、経過中に疼痛の訴えにより鎮痛管理担当者が追加投与を行う（physician's Top-up）回数が少なくなることが知られている[2,3]。

5) **鎮痛効果不十分による硬膜外カテーテルの入れ替えが硬膜外鎮痛単独よりも少ない（○）**
　鎮痛効果が片側だけに現れたり（片効き）、十分な薬液を投与したのに遮断域が十分に広がらなかったりする場合、硬膜外カテーテルの固

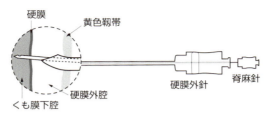

図1　1か所穿刺法 CSEA
（needle-through-needle 法）

定を剝がして、カテーテルを 1 cm 程度引き抜いて再固定すると効果が改善することが多い。しかし、それでも効果が得られない場合は、再穿刺してカテーテルの再留置が必要である。

　硬膜外鎮痛単独の場合と比較して CSEA ではこのカテーテル再留置が少なくなると報告[4]されている。

　1か所穿刺法の CSEA（以下、CSEA）とは、硬膜外穿刺針を硬膜外腔まで進めたのち、その針の内腔を通して脊髄くも膜下麻酔針を刺入して、薬液のくも膜下投与を行い、その後に硬膜外カテーテルを留置する方法である。手技的にはやや難易度が高く、習熟が必要であるが、無痛分娩で CSEA を行う場合には1か所穿刺法で行うのが一般的である（図1）。

　硬膜外鎮痛単独と CSEA の最も大きな差は鎮痛効果の発現時間の違いであるが、産婦の満足度に関しては差はみられない[2,3]といわれている。CSEA は効果発現は早いが、それに伴って発生しやすくなると考えられる設問の 1）、3）のような有害事象が増加する。また、痒みの発生も CSEA で多い[2,3]。

　一方、効果発現が早いだけでなく設問の 4）、5）のように鎮痛維持における鎮痛効果の安定性も CSEA では優れている。硬膜外針が正しく硬膜外腔に達していたとしても、その先端が背側正中でないと留置したカテーテル先端が側方や腹側部硬膜外腔に留置されやすくなる。その場合は薬液の広がりが片寄ったり、頭尾側方向の広がりが制限されたりして鎮痛効果が不十分となる（図 2-a）。図 2-b、c で示すよう

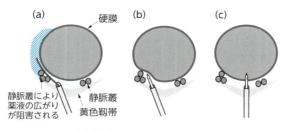

図2 1か所穿刺法CSEAにおける
硬膜外針の位置と脊麻針，硬膜外カテーテル

にCSEAでは硬膜外針の先端が背側正中近くに位置しないと、硬膜外針内腔を通した脊麻針が硬膜を穿刺できない。そのため、脊麻針が硬膜を穿刺できるまで硬膜外針の位置を修正することになる。よって硬膜外カテーテルもより正中に近い場所に留置されやすくなる。その結果として鎮痛維持における鎮痛効果も安定する傾向にあり、追加投与やカテーテルの再留置が少なくなると考えられる。

  CSEAで鎮痛を開始したとしても、硬膜外鎮痛での鎮痛管理は必要になる！
　　まずは硬膜外鎮痛単独での管理に習熟しよう！

症例経過2

　CTGモニターを装着してreassuring fetal statusを確認後に末梢静脈ラインを確保し、非観血的自動血圧計とパルスオキシメータを装着した。needle-through-needle法でのCSEAを施行するために通常の硬膜外穿刺キットにUNIEVER®穿刺針26Gペンシルポイント針（CSEA用、120 mm、ユニシス）を追加して準備した。
　産婦を右側臥位にしてから触診法で棘突起間を同定してマーキングを行い、1％クロルヘキシジンエタノール液で消毒を行った。

■■■ 設　問 ■■■

CSEAによる無痛分娩管理について正しいものは何か。（○△×）をつけよ。

1）触診法により L2/3 の椎間を同定して、L2/3 から穿刺する
2）絶えず母体の生体情報モニタリングを行う
3）鎮痛開始前より胎児心拍陣痛図（CTG）によるモニタリングを行う
4）下肢の運動機能を定期的に評価する
5）感覚遮断域の評価を定期的に行う

＜産科的な用語解説＞

CTG モニター：

症例経過 1 でも示した胎児心拍陣痛図（CTG）を持続的に計測する装置で分娩監視装置ともいわれる。胎児心拍用のドプラートランスデューサ、子宮収縮用のトランスデューサをそれぞれベルトなどで妊婦の腹壁に固定して計測する。子宮収縮と胎児心拍数の変化を図示してその関係から胎児の状態を推定することで、胎児の状態を持続的にモニタリングする機器である。

Reassuring fetal status（RFS）：

CTG モニターなどの所見から胎児の状態が良好であると推定される状態

Non-reassuring fetal status（NRFS；胎児機能不全）：

胎児の状態が良好であるとはいえない状態。胎児仮死が起こっている可能性を示唆する。NRFS の診断には偽陽性も少なくない。

分娩第 1 期：

陣痛開始（子宮収縮の間隔が 10 分以内、または 1 時間に 6 回以上）から子宮口が全開大（10 cm）になるまでの期間

分娩第 2 期：

子宮口全開大から胎児娩出までの期間

1）触診法により L2/3 の椎間を同定して、L2/3 から穿刺する（×）

触診法では約 3〜5 割で 1 つずれた椎間を選択することが報告されている[5,6]。つまり、L2/3 を穿刺するつもりでいると誤って L1/2 を穿刺する可能性が十分にあり、L1/2 の脊髄くも膜下穿刺は脊髄円錐を損傷する可能性がある[7,8]ため、避けるべきである。したがって触診法

表1　下肢運動障害の評価尺度：modified Bromage Scale

0	運動障害がない
1	伸展した下肢を挙上できない．膝関節や足関節の運動はできる
2	伸展した下肢の挙上および膝関節の運動ができない．足関節の運動はできる
3	下肢の運動ができない

〔Brull R, MacFarlane AJR, Chan VWS. Spinal anesthesia. In：Miller RD, Cohen NH, Eriksson LI, et al, editors. Miller's Anesthesia (8th ed). Philadelphia：Elsevier；2015. p.1693-703 より引用〕

による CSEA の穿刺では L2/3 レベルは避けたほうが安全である。

2）絶えず母体の生体情報モニタリングを行う（○）

　初期鎮痛の時期だけでなく、硬膜外鎮痛を行っているかぎり母体のバイタルサインや全身状態に気を配らなくてはならない。麻酔科医の感覚では違和感を覚えるかもしれないが、通常の分娩では持続の生体モニタリングを行わないことが多く、スタッフも持続モニタリングには不慣れな点に注意が必要である。また分娩直前まで末梢静脈ラインも確保しないことが多い。

3）鎮痛開始前より CTG によるモニタリングを行う（○）

　鎮痛開始前に児の状態が良好であることを確認する必要がある。過強陣痛（子宮収縮が強すぎたり、収縮間歇時間が短すぎたり、収縮持続時間が長すぎたりすること）、常位胎盤早期剥離、子宮破裂などの異常の発生が疼痛により明らかになることもある。無痛分娩管理中は鎮痛でそれをマスクする可能性があるため母体のモニタリング同様、CTG モニタリングも必須である。

4）下肢の運動機能を定期的に評価する（○）

　下肢運動障害は体位変換を困難にするだけでなく分娩の妨げになるため、その徴候を発見して対処すべきである。より重要なことは下肢運動障害の発生が偶発的くも膜下カテーテル留置発見の契機になることである。重篤な合併症に対応するためには母体のバイタルサインだけでなく、意識状態や呼吸状態、下肢運動機能を定期的に評価する必要がある（表1）。

5）感覚遮断域の評価を定期的に行う（○）

　分娩第1期の疼痛は子宮の収縮と頸管の拡張に伴う内臓痛が主であり、第1期後半から第2期は児頭の下降に伴う産道拡張による体性痛

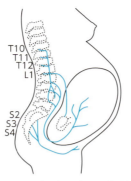

図3 分娩時の痛みの経路
(中川元文,上嶋浩順.無痛分娩.森本康裕,駒澤伸泰編.PBLDで学ぶ周術期管理.東京:克誠堂出版;2017.p.155-68より引用)

も加わる。無痛分娩で必要な遮断域は前者に対してはTh10〜L1、後者に対してはS2〜4である(図3)。

鎮痛の維持は分娩の進行を考慮に入れながら、有効な鎮痛が安全に得られるように管理をしていく。そのためには鎮痛がどの範囲に有効な状態であるかを評価できていないと、痛みが出た場合の対応が難しくなる。疼痛に対してただ単純に薬液を追加投与するだけでは効果的な鎮痛が得られないばかりか、高位くも膜下ブロックや局所麻酔薬中毒などの合併症を引き起こす可能性もある。

経過中に痛みの訴えや合併症もなく、介入を必要としない症例も多いが、そうでない経過をたどる症例にどのように対応するか、というところが無痛分娩管理で大切な部分である。そのような症例にきちんと管理できる体制が「無痛分娩に適切に対応できる体制」といえる。

  ＜無痛分娩の安全管理―産科スタッフと麻酔科医との認識の差―＞

手術室で麻酔科医が対応する産科の患者は、なんらかの合併症があったり、出血をしていたりと全身管理を要することが多い。麻酔科医の感覚では「分娩では何があるか分からないし、通常のモニタリングくらいはして当然」と思うかもしれないが、通常の分娩ではバイタルサインの持続モニタリングは行われていない施設が大部分である。

麻酔科医が産科病棟で無痛分娩を行う場合に注意すべきことの一つが、産科スタッフとの全身管理に対する意識、認識の差である。麻酔(鎮痛)をしたら全身状態の看視をするのがあたりまえだと麻酔科医は思っている。しかし、産科病棟でもその認識がそのまま共有されるとは限らない（一方で各種モニター機器の装着は分娩中の産婦の行動を制限するものでもあることに留意が必要である）。

　無痛分娩を行う際のモニタリングや必要な観察項目など、安全管理のための体制は産科病棟に自然と準備されているものではない。麻酔科医が主体的に安全管理について提言し、スタッフの教育をしていくことが安全な無痛分娩を提供する体制をつくるうえで大切なことである。しかし、ただ安全に鎮痛管理ができれば、産婦に満足のいく無痛分娩を提供できる訳ではない。患者安全を振りかざして一方的に麻酔科医の考えをおしつけるのではなく、産科スタッフとよく話をしてその考え方や文化を理解しようとする姿勢が大切である。考え方は違っても産婦に安全で快適なお産をしてもらおうという目的は同じである。良い周産期チームをつくることが結果的に安全な体制をつくるに役立つと考えている。

　無痛分娩で最も優先すべきは母体と胎児の安全であり、それを担保しつつ快適な分娩を提供する！
　それを実現するチームをつくることも麻酔科医が行う無痛分娩管理の一部である！

症例経過3

　触診法でL3/4を同定し、正中から18 G Tuohy針と26 Gペンシルポイント脊麻針を用いてneedle-through-needle法で穿刺を行った。生理食塩液による抵抗消失法で硬膜外腔を同定し、Tuohy針を通して脊麻針を刺入したが、髄液の逆流を認めなかった。正中で穿刺ができていない可能性を考えて、一度Tuohy針を引き抜いて角度を変えてから再度穿刺し直したところ、脊麻針から髄液の逆流がみられた。薬液（0.5％等比重ブピバカイン0.4 mL＋フェンタニル0.4 mL＋生理食塩液1.7 mL）をくも膜下腔に投与して脊麻針を抜去した。続いて硬膜外カテーテルを挿入するとカテーテルをスムースに挿入でき、針先より4 cm挿入して固定、留置した。

　血圧や意識状態、胎児心拍などに注意しながら観察を行い、くも膜下腔への薬液投与から4分ほどで「子宮収縮時を感じるが痛みを感じない」程度に鎮痛が得られた。産婦に膝を曲げてみるように促すと、左脚では動きがやや緩徐で、重い感じを訴えた（modified Bromage Scale[9]：1）が、左脚はスムースにできた（modified Bromage Scale：0）。

　鎮痛開始10分後に子宮の頻収縮が起こり、それに伴って胎児に遅発一過性徐脈および遷延一過性徐脈を認めた。

設問

このとき行うべき対応は何か。（○△×）をつけよ。
1) 緊急帝王切開を行う
2) 母体に酸素投与を行う
3) 四つ這い位に体位変換する
4) 輸液速度を早める
5) 産科スタッフに声をかける

　このような場合は子宮内胎児蘇生（Point参照）を行い、注意深く経過を観察する。

　胎児一過性徐脈の原因が鎮痛に関連したものであれば、児の予後に影響はなく、これによって帝王切開率が上昇することはない。しかし、他の原因（例えば常位胎盤早期剝離など）の除外、鑑別が必要であり、この鎮痛開始後の一過性徐脈は産科スタッフや産婦にとってはストレ

スになる現象である。

　鎮痛開始後に起こる一過性胎児徐脈の原因は明らかではないが、鎮痛の開始に伴って子宮の過収縮、頻収縮が起こることに起因するといわれている。一般に子宮収縮により胎盤血流は一時的に減少する。頻収縮、過収縮が起こることで胎盤血流が大きく減少して胎児の低酸素状態を反映した遅発一過性徐脈、ひいては遷延一過性徐脈が起こる。胎盤機能や胎児そのものの状態は悪くないが、高度の胎盤循環抑制が起こるために徐脈が起こると考えると、過度の子宮収縮が治まり、胎盤循環が改善されれば児の予後に影響がないというのも納得がいく説明である。

　鎮痛の開始に伴って子宮の過収縮、頻収縮が起こる機序は明らかではないが、鎮痛によって内因性のアドレナリン、ノルアドレナリンのアンバランスが起こることが要因であるという説が提唱されている。さらには、くも膜下オピオイドの投与で心拍異常が多くなるという報告[1]もあり、オピオイドとオキシトシン、バソプレシンの関与も疑われている。

　また、鎮痛に伴う母体の血圧低下により胎盤血流が不良となる機序も起こりえるため、母体の血圧低下にも注意が必要である。

　実際の臨床では子宮の過収縮や頻収縮を伴わないが、一過性徐脈を認めることもある。鎮痛開始後に軟産道の弛緩が起こり、分娩が急速に進行するような症例でみられやすい印象がある。臍帯や児頭の圧迫が急に起こることに起因するのではないだろうかと著者は考えている。

１）**緊急帝王切開を行う（×）**
　この時点ではその判断は尚早である。分娩の進行度や胎児心拍数の推移などを評価して判断する。
２）**母体に酸素投与を行う（○）**
　胎児の低酸素を改善するために、母体に酸素投与を行う。
３）**四つ這い位に体位変換する（○）**
　側臥位や四つ這い位で子宮血流の改善を図る。このとき、下肢運動障害があると四つ這い位へ体位変換や体位保持が難しい。

4）輸液速度を早める（○）

胎盤血流確保のため行われる。低血圧があれば昇圧薬（エフェドリンなど）も使用する。

5）産科スタッフに声をかける（○）

胎児徐脈への対処、方針決定には産科的評価は不可欠である。また、緊急時に備えて人手を集めることも重要である。

＜子宮内胎児蘇生＞

胎児心拍異常が起きたときに母体に行う、主に胎盤循環の改善を目的とした処置のことである。

以下の処置を行って、胎児への酸素供給増加を図る。

- 体位変換：左側臥位、右側臥位または四つ這い位
- 酸素投与：母体への酸素投与
- 輸液負荷：細胞外液、代用血漿製剤
- 昇圧薬投与：母体の低血圧があれば治療
- 子宮収縮薬中止：陣痛促進を行っていれば、促進薬（子宮収縮薬）を中止
- 緊急子宮弛緩：リトドリン 50 mg/500 mL を 300 mL/hr、ニトログリセリン 0.1 mg 静注
- 人工羊水注入：産科的処置が必要。羊水減少に伴う臍帯圧迫の改善に有効

胎児心拍異常に対する初期対応は麻酔科医でも十分に可能である！発見したならば冷静に対応しつつ、産科スタッフに声をかけよう！

症例経過 4

　酸素投与を行って左側臥位へ体位変換を行ったところ、子宮の頻収縮も治まって胎児心拍数は改善した。

　鎮痛開始から 60 分後ごろに子宮収縮に伴って下腹部に NRS 2 程度の痛みを訴えた。コールドテストで遮断域は左右ともに Th12〜S2 であった。そこで、留置した硬膜外カテーテルから 0.2％ロピバカイン 5 mL を投与した。7 分後にかすれるような小さな声で「息が苦しい」と呼吸苦の訴えがあり、苦しそうに頭を左右に動かしている。血圧は 78/40 mmHg、心拍数 52 beats/min、SpO_2 82％であった。

設問

行うべき対応は何か。（○△×）をつけよ。
1) フェイスマスクによる補助換気
2) 感覚遮断域、上下肢運動障害の評価
3) 硬膜外カテーテルの吸引テスト
4) 鎮静薬の投与
5) エフェドリン 8 mg の投与

---

1) フェイスマスクによる補助換気（◎）

　分娩室で起こる換気不全、呼吸停止は設備面、マンパワーの面でも危険性が高い。バッグバルブマスクなどにより換気補助を行う。誤嚥のリスクを考えると、状態が回復するまでずっと用手換気で管理するよりは気管挿管で管理したほうがよいかもしれない。ただし、分娩室であることや分娩中の産婦であることにより、気道確保の難易度が高くなることには留意が必要である。まずは換気を確保しながら、ブロックレベルや呼吸障害がどの程度なのか、状況を評価して管理方法を判断していく。

2) 感覚遮断域、上下肢運動障害の評価（△）

　高位くも膜下ブロックを診断するうえでは必要な評価であるが、意思の疎通ができないと評価は困難である。まず換気を確保し、血行動態を安定化させてから評価を行う。

3）硬膜外カテーテルの吸引テスト（○）

2）同様、まずはバイタルサインを安定化させてから、原因を確認する。カテーテルに持続投与などがされている場合は、高位ブロックを疑った時点で投与を停止する。

4）鎮静薬の投与（○）

初期対応が終わった後は、麻酔薬の効果が切れてくるのを待つしかない。この段階で心理的苦痛をやわらげるために状況や必要に応じて鎮静を行う。

5）エフェドリン8mgの投与（○）

エフェドリンやアドレナリン、アトロピンなどの薬理学的治療のほかに子宮左方転位も忘れずに行う。循環抑制が遷延する場合はアドレナリンの持続投与が必要になる。

硬膜外カテーテルへの局所麻酔薬ボーラス投与から7分後に呼吸苦と低血圧が起こった。原因はくも膜下腔に迷入したカテーテルへの局所麻酔薬投与によりTh4レベル以上にブロックが及ぶ高位くも膜下ブロック；高位脊麻が疑われる。

ブロックのレベルがT1〜4で交感神経ブロックによる徐脈や低血圧、C5〜8では手のしびれ、筋力低下、補助呼吸筋の筋力低下による換気量の低下、C3〜5に及ぶと横隔神経麻痺による呼吸停止が起こる。肩の筋力低下は呼吸停止の予兆となる所見である。ブロックレベルが頭蓋内まで及ぶ場合は全くも膜下ブロック；全脊麻となり、発声が困難になり、意識障害、意識消失が起こる。

まずは何が起こっているのか認識して、人手を確保し、用手的な気道確保と補助換気、循環作動薬により血行動態を安定化させることが必要である。

また、このような場合に傍らで立ち会っていたパートナーへの対応も重要である。部屋から出てもらうべきなのか、そのまま立ち会ってもらうべきなのかは状況にもよるし、意見が別れるところである。いずれにせよ、きちんと状況を説明して落ち着かせることが重要である。現場のコマンダーはパートナーに対応する人員の配置も考慮すべきである。

表2 産科麻酔における重篤な合併症の発生頻度

	発生率（分の1）	95%CI（分の1）	麻酔に関連/全発生数
母体死亡	—		0/30
心停止	128,398	35,544-1,060,218	2/43
心筋梗塞	128,398	35,544-1,060,218	2/2
硬膜外膿瘍/髄膜炎	62,866	25,074-235,620	4/4
硬膜外血腫	251,463	46,090-10,142,681	1/1
重症神経損傷	35,923	17,805-91,244	7/27
気管挿管失敗	533	290-971	10/10
高位脊麻	4,336	3,356-5,587	58/58
アナフィラキシー	—		0/5
分娩室での呼吸停止	10,042	6,172-16,131	16/25
偶発的くも膜下カテーテル	15,435	9,176-25,634	14/14
Total	3,021	2,443-3,782	85/157

2004年10月～2009年1月までの米国内複数の3次施設での307,495分娩における重症合併症報告
右端列は全発生件数と、そのうち発生に麻酔が関与したと考えられた件数
麻酔に関連した心停止のうち1例が局所麻酔薬中毒
〔米国産科麻酔・周産期医学会の重症合併症登録プロジェクト（SCORE project）．(D'Angelo R, Smiley RM, Riley ET, et al. Serious complications related to obstetric anesthesia: the serious complication repository project of the Society for Obstetric Anesthesia and Perinatology. Anesthesiology 2014; 120: 1505-12) より引用〕

産婦の急変時の初期対応は一般的な急変対応と同様である！
速やかに状態を安定化させ、状況を評価して対応しよう！
気道管理については難しいことを念頭にいれて対応する！

本症例のポイント

　無痛分娩の基本的な管理と管理体制、合併症について提示した。
　CSEAは鎮痛効果が高く、無痛分娩には良い方法である。一方、鎮痛がうまくいかないときの対応は硬膜外鎮痛での管理に習熟していないと難しい。無痛分娩初心者はまずは初期鎮痛から硬膜外鎮痛単独で管理することに習熟してからCSEAを行ったほうがよいと著者は考えている。
　硬膜外鎮痛による産痛緩和はそれ自体にリスクを伴うものである。合併症の発生をゼロにすることは難しいが、注意深い観察とマンパワーを含めたトラブル発生への対応が十分にできる体制のもとに管理をしていれば、

問題を早期に発見して対処することで、重篤な結果につながらないように管理することは可能であると考えている。産科スタッフも交えて無痛分娩中の急変対応シミュレーションなどを定期的に行っておいてもよいかもしれない。

本症例では重篤な麻酔合併症のケースとして偶発的くも膜下カテーテルによる高位脊麻を扱った。表2に産科麻酔に関連した重篤な合併症の発生頻度[10]を示す。これは米国産科麻酔・周産期医学会(Society for Obstetric Anesthesia and Perinatology：SOAP) の Serious Complication Repository（SCORE）Project における2004年10月から2009年1月までに、米国内の複数の3次分娩取扱施設における約30万分娩で起こった重篤な合併症のうち、原因が麻酔に関連すると思われた症例数を元に発生率を示したものである。

低濃度局所麻酔薬を使用した硬膜外無痛分娩では起こりにくいが、局所麻酔薬中毒も頭に入れておかなくてはならない重篤な合併症である。無痛分娩管理中の産婦が緊急帝王切開になった際に、無痛分娩の硬膜外鎮痛から手術用の硬膜外麻酔に移行するために短時間に高濃度の局所麻酔薬を使用する、このときに局所麻酔薬中毒が起こる危険が潜んでいるため、注意が必要である。

母体急変への対応は麻酔科医が得意とする内容ばかりである。無痛分娩管理の有無にかかわらず、母体の全身管理に麻酔科医が積極的にかかわることが、施設として産科部門に麻酔科医を配置して無痛分娩管理を行うことの最大のメリットである。

【文　献】

1) Van De Velde M, Vercauteren M, Vandermeersch E. Fetal heart rate abnormalities after regional analgesia for labor pain：the effect of intrathecal opioids. Reg Anesth Pain Med 2001；26：257-62.
2) Simmons SW, Taghizadeh N, Dennis AT, et al. Combined spinal-epidural versus epidural analgesia in labour. Cochrane Database of Syst Rev 2012；10：CD003401.
3) Gambling D, Berkowitz J, Farrell TR, et al. A randomized controlled comparison of epidural analgesia and combined spinal-epi-

dural analgesia in a private practice setting : pain scores during first and second stages of labor and at delivery. Anesth Analg 2013 ; 116 : 636-43.
4) Groden J, Gonzalez-Fiol A, Aaronson J. Catheter failure rates and time course with epidural versus combined spinal-epidural analgesia in labor. Int J Obstet Anesth 2016 ; 26 : 4-7.
5) Broadbent CR, Maxwell WB, Ferrie R, et al. Ability of anaesthetists to identify a marked lumbar interspace. Anaesthesia 2000 ; 55 : 1122-6.
6) Furness G, Reilly MP, Kuchi S. An evaluation of ultrasound imaging for identification of lumbar intervertebral level. Anaesthesia 2002 ; 57 : 277-80.
7) Reynolds F. Logic in the safe practice of spinal anaesthesia. Anaesthesia 2000 ; 55 : 1045-6.
8) Reynolds F. Damage to the conus medullaris following spinal anaesthesia. Anaesthesia 2001 ; 56 : 235-8.
9) Brull R, MacFarlane AJR, Chan VWS. Spinal anesthesia. In : Miller RD, Cohen NH, Eriksson LI, et al, editors. Miller's Anesthesia (8th ed). Philadelphia : Elsevier ; 2015. p.1693-703.
10) D'Angelo R, Smiley RM, Riley ET, et al. Serious complications related to obstetric anesthesia : the serious complication repository project of the Society for Obstetric Anesthesia and Perinatology. Anesthesiology 2014 ; 120 : 1505-12.

(中川　元文、上嶋　浩順)

第Ⅰ章 手術室

3 超音波ガイド下腕神経叢ブロックによる気胸

Key Words
腕神経叢ブロック
気胸
胸腔穿刺

症例経過 ❶

72歳、男性、身長165 cm、体重65 kg。変形性肩関節症に対して人工肩関節置換術が予定された。全身麻酔に加えて、術後鎮痛に対する神経ブロック依頼があった。特記すべき既往はなく、局所麻酔薬に対するアレルギーもない。深部静脈血栓症（deep vein thrombosis：DVT）予防として術後に抗凝固療法が予定されている。

設 問

本症例で適切な神経ブロックは何か。（○△×）をつけよ。
1) 腕神経叢ブロック腋窩アプローチ
2) 腕神経叢ブロック鎖骨下アプローチ
3) 腕神経叢ブロック鎖骨上アプローチ
4) 腕神経叢ブロック斜角筋間アプローチ
5) 頸部持続硬膜外ブロック

1) 腕神経叢ブロック腋窩アプローチ（×）
2) 腕神経叢ブロック鎖骨下アプローチ（×）
　鎮痛部位がより末梢側となり不適切である。
3) 腕神経叢ブロック鎖骨上アプローチ（○）
　肩関節置換術の術後鎮痛も可能である。
4) 腕神経叢ブロック斜角筋間アプローチ（○）
　一般的に行われるアプローチである。
5) 頸部持続硬膜外ブロック（△）
　抗凝固療法が予定されているため避けたほうがよい。偶発的くも膜下穿刺時などリスクも高い。

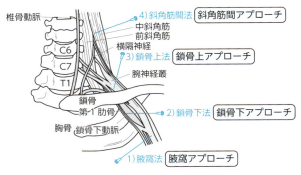

図1 腕神経叢ブロックのアプローチ

表1 腕神経叢ブロックの種類と範囲

方法	麻酔の範囲
斜角筋間法 interscalene approach	頸部,肩,上腕,肘,前腕
鎖骨上法 supraclavicular approach	頸部,肩,上腕,肘,前腕
鎖骨下法 inflaclavicular approach	上腕下部,肘,前腕
腋窩法 axillary approach	前腕,手

　腕神経叢ブロックの4つのアプローチと効果部位を理解することは必須である（図1、表1）。

　腕神経叢の解剖を理解して、手術部位に合わせた鎮痛を行おう！

症例経過2

患者に、全身麻酔開始前に行う腕神経叢ブロック鎖骨上アプローチについて説明を行った。

設問

あらかじめ説明すべき術後合併症は何か。(○△×)をつけよ。
1) 嘔気
2) 血腫形成
3) 神経障害
4) 気胸
5) 手指動作の一過的抑制

1) 嘔気（×）
神経ブロックにより嘔気が起こることは稀である。

2) 血腫形成（○）
血管損傷により、即時性にも遅発性にも発生しうる。

3) 神経障害（○）
腕神経叢損傷により神経障害が発生することもある。

4) 気胸（○）
鎖骨上および鎖骨下アプローチでは必ず説明する。

5) 手指動作の一過的抑制（○）
運動神経が一時的に麻痺することもある。

腕神経叢ブロックの作用と合併症は、時に重篤な合併症につながるため、患者への綿密な説明が必要である。軽度の呼吸困難は横隔神経麻痺により生じ、神経ブロックの有効性の裏付けでもある。さらに、手指動作の一過的抑制も局所麻酔薬の濃度と患者の感受性により発生することもある。危険な合併症と作用をきちんと説明することが大切である。

腕神経叢ブロックのさまざまな合併症を説明しよう！

症例経過 3

手術室入室後、モニター装着し、腕神経叢ブロック鎖骨上アプローチを行うことになった。0.25％ロピバカイン 15 mL を用いた腕神経叢ブロックを行った後に、全身麻酔を導入した。側臥位で手術開始後、SpO_2 は FIO_2 40％の状態で 100％から徐々に低下し 88％である。血圧も 120/60 mmHg から 60/30 mmHg への低下がみられた。人工呼吸は従量式換気であるが、気道内圧は徐々に上昇している。

設問

この時点で行うべき対応は何か。（○△×）をつけよ。

1）胸部 X 線検査
2）聴診
3）応援を呼ぶ
4）気管支拡張薬投与
5）脂肪乳剤投与

1）胸部 X 線検査（○）

腕神経叢ブロック鎖骨上アプローチの合併症として、気胸は常に意識しておく。胸部 X 線検査は、気胸の鑑別に必須の方法である。超音波を用いて気胸を発見する方法もあるが、肺尖部の場合 X 線検査が確実と考えられる。

2）聴診（○）

呼吸器・気道トラブルを疑う際に必須である。

3）応援を呼ぶ（○）

緊急時の対応として基本である。

4）気管支拡張薬投与（×）

聴診後に喘鳴音があれば喘息を疑い、投与する。

5）脂肪乳剤投与（×）

血管内投与による局所麻酔薬中毒を疑った場合に投与する。

腕神経ブロック直後の急変として、①気胸、②血管内投与による局所麻酔薬中毒症状、が挙げられる。即時に鑑別して、対応することが

大切である。

 腕神経叢ブロック直後のよくある急変と対応法について習熟しよう！

症例経過 4

胸部 X 線検査により、右肺に巨大な気胸と縦隔の左側への圧排を認め、緊張性気胸と診断された。SpO_2 は 81％であり、血圧 65/32 mmHg、脈拍数 120 beats/min である。

設　問

この時点で行うべき対応は何か。（○△×）をつけよ。
1）第 2 肋間鎖骨中線上に胸腔穿刺
2）第 4 または第 5 肋間の中腋窩線前方の胸腔ドレナージ
3）輪状甲状膜穿刺
4）声門上器具挿入
5）外科医を呼ぶ

1）第 2 肋間鎖骨中線上に胸腔穿刺（○）
2）第 4 または第 5 肋間の中腋窩線前方の胸腔ドレナージ（×）
　　まず、1）を行い、救命を行う。不十分な場合、2）を追加する。
3）輪状甲状膜穿刺（×）
4）声門上器具挿入（×）
　　上気道閉塞でないため不適切である。
5）外科医を呼ぶ（○）
　　1）、2）を円滑に行うためにも、外科医のコールは必要である。

 緊張性気胸は、放置すると心停止に至るため、迅速な脱気処置が大切である。通常、第 2 肋間鎖骨中線上に胸腔穿刺を行う。18 G 針があれば、とりあえず救命できる脱気が可能となり、その後で呼吸器外科や救急医など慣れた術者による胸腔ドレナージを行うのが一般的である。

緊張性気胸は放置すると心停止となるため、迅速な対応が必要である！

本症例のポイント

腕神経叢ブロックの合併症は、さまざまである。表2にそれぞれのアプローチとよくある合併症について記す。
① 局所麻酔薬中毒
② 血腫形成
③ 神経損傷
は、あらゆる神経ブロックの合併症であるが、部位によって、
④ 偶発的くも膜下投与
⑤ 気胸
⑥ 気道閉塞（主に血腫形成）
など生命にかかわる合併症も発生するため注意を要する。

さらに、即時性だけでなく遅発性に発生することもあるため注意を要する。

また、横隔神経麻痺により呼吸困難が発生することがあるため、両側同時の腕神経叢ブロック鎖骨上アプローチおよび斜角筋間アプローチは注意を要する。しかし、横隔神経麻痺の発生頻度と程度は斜角筋間アプローチに比して鎖骨上アプローチは低い。施行後に呼吸困難が発生する場合、気胸の鑑別も忘れてはならない。

【文　献】

1) 間宮敬子．星状神経節ブロック後に出現した再出血を伴った後咽頭血腫の1例．日臨麻会誌 2012；32：513-8．
2) 益田律子．日本ペインクリニック学会安全委員会・2012年有害事象調査報告と課題．日ペ会誌 2013；20：319-20．
3) 小田　裕．脂肪乳剤は局所麻酔薬中毒の救命に役立つか．日臨麻会誌 2010；30：523-33．
4) Neal JM. American Society of Regional Anesthesia and Pain Medi-

表2 腕神経叢ブロックの各種アプローチと合併症

アプローチ	合併症
斜角筋間	偶発的くも膜下投与 横隔神経ブロック 気道閉塞 ホルネル（Horner）徴候（縮瞳，結膜充血，顔面発赤）
鎖骨上	気胸 血胸 気道閉塞
鎖骨下	気胸 血胸
腋窩	特記事項なし

※血腫形成，神経損傷，局所麻酔薬中毒は共通

cine checklist for managing local anesthetic systemic toxicity : 2012 version. American Society of Regional Anesthesia and Pain Medicine. Reg Anesth Pain Med 2012 ; 37 : 16-8.

（駒澤　伸泰）

第Ⅰ章 手術室

4 坐骨神経ブロック後の遷延性下肢麻痺

Key Words
坐骨神経ブロック
チネル徴候
下肢麻痺

症例経過 1

20歳、男性、身長170 cm、体重75 kg。足関節の骨折に対して観血的骨接合術が行われた。麻酔は全身麻酔に膝窩部での坐骨神経ブロックと大腿神経ブロックの併用で行った。術後経過は良好であったが、病棟より手術終了後24時間を経過しても足趾が動かないと報告があった。

設　問

麻酔科としてただちに確認すべき項目は何か。（○△×）をつけよ。
1）神経ブロックに使用した局所麻酔薬の濃度と量
2）手術時の駆血時間
3）患者の合併症
4）手術中の体位
5）術後鎮痛の状況

1）神経ブロックに使用した局所麻酔薬の濃度と量（○）

経過より坐骨神経ブロックの効果が遷延している可能性が考えられる。ブロックに高濃度の局所麻酔薬を使用したり、量が多い場合は、坐骨神経ブロックの効果が24時間継続する可能性はありえる。ブロック時の動画が記録されていれば、神経内の局所麻酔薬の注入や、血管の穿刺がなかったかを確認する。

2）手術時の駆血時間（○）

駆血時間が長い場合は、虚血による神経障害により下肢の麻痺が出現する可能性がある。麻酔記録あるいは看護記録により駆血圧が通常よりも高くなかったのかも確認しておきたい。

3）患者の合併症（○）

　患者に糖尿病などの全身疾患が合併していると神経ブロックや手術により神経障害が発生しやすくなる。

4）手術中の体位（○）

　体位により総腓骨神経などの体表面の神経が圧迫されるとその末梢の神経障害を起こす。ギプス固定されている場合は、ギプスによる神経障害の可能性もありえる。

5）術後鎮痛の状況（○）

　神経ブロックの効果を術後鎮痛の状況で評価する。例えば術後10時間より激しい痛みが出現していれば神経ブロックの効果は切れていると考えられる。

　末梢神経ブロックを併用した整形外科手術後に手術部位末梢の麻痺が継続する場合いくつかの可能性が考えられる。早急な対応が必要なものから除外していく。

　可能性としては、末梢神経ブロック、術中体位、ターニケットが挙げられる。末梢神経ブロックについてはまだ術後24時間であるのでブロックの効果が遷延している可能性、ブロック針による神経障害、ブロック時の血管穿刺による血腫形成などの可能性がある。

　末梢神経ブロックを併用した整形外科手術後に手術部位末梢の麻痺が継続する場合、末梢神経ブロック、術中体位、ターニケットなどが原因として挙げられる！

症例経過 2

　坐骨神経ブロックに 0.75％ロピバカイン 20 mL、大腿神経ブロックに 0.75％ロピバカイン 20 mL が使用されていた。手術時の駆血時間は 60 分であった。糖尿病や高血圧などの合併症はなかった。体位は半側臥位から仰臥位に変換したが総腓骨神経を圧迫するとは考えにくかった。術後鎮痛は良好で手術後追加の鎮痛処置を必要としていない。

　患者の診察のため病棟へ行った。患者の意識は清明であり、手術した足以外に神経学的異常はない。術側の足趾は底屈も背屈もできない。足関節はギプス固定されており動かすことができない。膝関節の動きは良好である。

設　問

次に診察で行うべきことは何か。（○△×）をつけよ。

　1）膝蓋腱反射
　2）冷覚、痛覚による麻酔域の確認
　3）チネル（Tinel）徴候
　4）神経ブロック部位の超音波検査
　5）X線検査

1）膝蓋腱反射（×）

　膝蓋腱反射は大腿四頭筋の収縮であり坐骨神経とは関係がない。しかし、腰部脊髄より上位の中枢神経障害では亢進する可能性がある。他の診察で中枢性の異常が否定的であればあえて行う必要はない。

2）冷覚、痛覚による麻酔域の確認（○）

　神経ブロックがどの範囲効いているのかを、可能な範囲で冷覚や痛覚などにより確認する。ブロックを行った大腿神経領域、坐骨神経は脛骨神経、総腓骨神経の領域別に確認する。

3）チネル徴候（○）

　チネル徴候とは末梢神経の損傷した部位を指で軽くたたくとびりびりとした感覚が生じることで、陽性であればそこが神経損傷の部位と診断できる。神経ブロック部位やターニケットなど神経損傷が疑われる部位で確認する。

4）神経ブロック部位の超音波検査（○）

　ブロック部位の超音波による観察はすぐにできる検査である。ブロック部位周辺に血腫など神経を圧迫する病変はないかを確認する。異常があればさらにMRI検査などを行い確定する。

5）X線検査（△）

　X線検査は手術終了時に行っているはずで再度行う必要性はない。しかし、術後患者が転倒したなど明らかな異常があれば再度X線検査を行う。

　本症例のような患者の診察では神経ブロックとの関連が気になるが、まず脳梗塞など中枢性の疾患と、手術に関連した末梢性の障害を鑑別する。この患者は若く、手術部位以外の異常はないので末梢性と考えて鑑別していく。

　末梢性では神経ブロックによる神経障害、ターニケットなど手術に関連した障害、手術中〜術後の体位が原因となりえる。時間的にまだ神経ブロックの効果が持続している可能性も考慮する。

臨床症状と診察から麻痺の範囲を確定し、まず中枢性か末梢性かを判断する！

末梢性の場合は、チネル徴候と超音波検査をまず行いたい！

症例経過 3

　麻酔域を確認すると、脛骨神経、総腓骨神経領域の冷覚、痛覚が消失していたが大腿神経領域は正常だった。坐骨神経ブロック穿刺部のチネル徴候は陰性だった。ブロック部位を超音波で観察したが血腫形成などの所見はなかった。

設　問

次に行うべきことは何か。（○△×）をつけよ。

1) 経過観察
2) 患者への説明

3）MRI 検査
4）CT 検査

1）経過観察（○）
2）患者への説明（○）
　1）2）：これまでの検査よりすぐに対応しなければならない状況とは考えにくい。坐骨神経ブロックの効果が 24 時間持続している可能性が高い。しばらく経過を観察することにして、患者にはそのことを説明する。
3）MRI 検査（×）
4）CT 検査（×）
　3）4）：脳梗塞など中枢性の障害の可能性は考えにくい。神経ブロック部位から手術部位を MRI 検査で確認しても異常が判明する可能性は低い。

明らかな原因がなければ現状でできる対応はなく経過観察とする。神経ブロックの効果が持続している可能性が高い。患者へ現在明らかな異常がないことを伝えることも重要である。

坐骨神経ブロックの効果は 24 時間持続することがある！

症例経過 4

　患者にしばらく経過観察することを説明した。30 時間後より徐々に足趾の動きができるようになり 36 時間後には神経ブロック効果は完全に消失した。それとともに患部の痛みが出現したので非ステロイド性抗炎症薬（nonsteroidal anti-inflammatory drugs：NSAIDs）の定時内服を開始した。

本症例のポイント

 本症例は神経ブロックを併用した整形外科手術後に患部の麻痺が長期に遷延した。

 まず患者の診察により中枢性、あるいは末梢性を鑑別したのち、チネル徴候の有無と超音波検査を行う。明らかな異常がなければ定期的な診察をしながら経過を観察していく。末梢神経ブロック、特に坐骨神経ブロックではその効果が長期に継続することもあり注意する。

 本症例ではブロックに0.75％ロピバカインが40 mL使用されていた。ロピバカインの極量は3 mg/kgであり75 kgであることを考えると225 mg、0.75％ロピバカインの場合30 mLが極量となる。安全を考えるとより少量あるいは低濃度の局所麻酔薬を使用すべきだったと考えられる。全身麻酔に併用して術後鎮痛目的でロピバカインを使用する場合は0.375％程度で十分である。

（森本　康裕）

第Ⅰ章 手術室

5 局所麻酔薬中毒

Key Words
局所麻酔薬中毒
硬膜外麻酔
腹横筋膜面ブロック
脂肪乳剤

症例経過 1

68歳、女性、身長145 cm、41 kg。卵巣がんに対して子宮全摘術、両側附属器切除術、大網切除術が予定された。特記すべき既往はない。全身麻酔＋硬膜外麻酔での麻酔を計画した。左側臥位にてTh11/12間より硬膜外腔穿刺を行いカテーテルを留置した。カテーテルから吸引したところ若干の血液が吸引された。生理食塩液3 mLを注入したところ、その後はカテーテルからの血液逆流は消失した。カテーテルは挿入したままとした。

設 問

現時点で最も考慮しなければいけないことは何か。（○×△）をつけよ。

1）硬膜穿刺
2）硬膜外腔静脈叢血管穿刺
3）くも膜下迷入
4）硬膜外静脈叢血管内留置

1）**硬膜穿刺（×）**
　硬膜穿刺をしたのであれば髄液の逆流が認められるはずである。
2）**硬膜外腔静脈叢血管穿刺（○）**
　カテーテルを留置したのちにカテーテルから血液が吸引されることはよくある。硬膜外腔は静脈叢が発達しており、穿刺の時点で血管を穿刺してはいるが血管内に直接留置されていないことが臨床では多い。
3）**くも膜下迷入（×）**
　1）同様にくも膜下留置であれば髄液の逆流が認められるはずである。

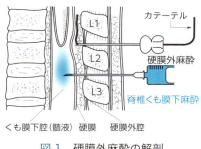

図1　硬膜外麻酔の解剖

4）硬膜外静脈叢血管内留置（○）

発達した硬膜外の静脈叢を穿刺し、そのままカテーテルが静脈内に留置されることも起こりうる。

 硬膜外麻酔を行ううえで常に考慮しなければいけないことは、静脈叢血管内留置とくも膜下留置である（図1）。

 硬膜外腔に留置されたカテーテルは、迷入していないことを確認してから使用しよう！

症例経過2

カテーテルより2％リドカイン2 mLを注入しテストを行った。直後より患者は耳鳴りと眩暈を訴えた。

設　問

現時点で考慮しなければならないことは何か。（○×△）をつけよ。
1）リドカインアレルギー
2）迷走神経反射
3）脳梗塞
4）局所麻酔薬中毒
5）脊髄くも膜下麻酔

1）リドカインアレルギー（△）
　発症のタイミングが早いことからリドカインアレルギー（Ⅰ型）も考慮すべきであるが、Ⅰ型アレルギーに典型的な症状ではない。Ⅰ型アレルギーは高率に皮膚症状を伴う。

2）迷走神経反射（△）
　交感神経が抑制される結果、血管拡張と迷走神経緊張による徐脈が来されるものである。考慮すべきではあるが徐脈も伴わず、症状が典型的ではない。

3）脳梗塞（△）
　脳梗塞も鑑別に挙がる。他の診断がつかなければ頭部MRI検査も考慮する。

4）局所麻酔薬中毒（○）
　カテーテルから血液が吸引されていたこと、カテーテルからリドカインを注入した直後に中枢神経症状が起きていることから、血管内に留置されていたカテーテルからリドカインを注入したことにより即時型の局所麻酔薬中毒を起こした可能性が最も疑われる。

5）脊髄くも膜下麻酔（×）
　脊髄くも膜下麻酔であれば下肢のしびれなどの症状が必ず出現する。

　テストは結果的に即時型の局所麻酔薬中毒や脊髄くも膜下麻酔を引き起こす可能性がある。本症例の症状からは脳卒中、迷走神経反射、リドカインアレルギーなども鑑別に挙がる。
　局所麻酔薬中毒の症状を表1[1)]に示す。

テスト後の患者の状態はしっかりと観察し、適切に対処しよう！

表1　局所麻酔薬中毒の症状による分類

中枢神経系症状	軽　症：舌や口のしびれ感，耳鳴り，眩暈，ふらつき，興奮，多弁
	中等度：痙攣，不穏状態，頻脈，血圧上昇，チアノーゼ，悪心・嘔吐
	重　症：意識消失，昏睡，呼吸抑制
心血管系症状	軽　症：高血圧，頻脈
	中等度：心筋抑制，心拍出量低下，低血圧
	重　症：末梢血管拡張，高度低血圧，徐脈，伝導障害，不整脈（QRS 延長から心停止，torsades de pointes，心室性頻拍，心室細動など）

(宮﨑直樹．局所麻酔薬中毒の治療．森本康裕，柴田康之編．超音波ガイド下末梢神経ブロック実践 24 症例．東京：メディカル・サイエンス・インターナショナル；2013, p.51-4 より引用)

症例経過❸

血管内に留置されていたカテーテルからリドカインを注入したことにより即時型の局所麻酔薬中毒を起こしたと判断し、カテーテルを抜去した。

■■設　問■■

この後の対応について考慮しなければならないことは何か。（○×△）をつけよ。

1) 硬膜外麻酔を断念し、全身麻酔のみ施行予定とする
2) 硬膜外腔再穿刺を行う
3) 硬膜外麻酔を断念し、全身麻酔導入直後に腹横筋膜面ブロックを施行予定とする
4) 脂肪乳剤の投与を行う
5) 硬膜外麻酔を断念し、手術終了後に腹横筋膜面ブロックを施行予定とする
6) 経過観察を行う

1) **硬膜外麻酔を断念し、全身麻酔のみ施行予定とする**（○）
　　局所麻酔薬中毒の症状が落ち着いたら、全身麻酔のみとしてもよい。
2) **硬膜外腔再穿刺を行う**（○）
　　局所麻酔薬中毒の症状次第だが、棘間を変えて再穿刺をしてもよい。
3) **硬膜外麻酔を断念し、全身麻酔導入直後に腹横筋膜面ブロックを施行予定とする**（×）
　　局所麻酔薬中毒を起こしたばかりであり、全身麻酔導入後の神経ブ

ロックは症状を増悪させる可能性が高い。

4）脂肪乳剤の投与を行う（△）

重度の低血圧や不整脈を伴う場合に脂肪乳剤投与が推奨されている[2,3]。実際には患者の不安、症状を軽減するために、この時点での投与も考慮してよいと著者は考える。

5）硬膜外麻酔を断念し、手術終了後に腹横筋膜面ブロックを施行予定とする（○）

術後の神経ブロックであればリドカインの血中濃度も低下しているのでより安全にブロック施行可能である。

6）経過観察を行う（○）

現時点では経過観察を行う。

硬膜外静脈叢への血管内留置はしばしば起こる。結果として局所麻酔薬中毒も起こりうる。硬膜外麻酔に固執する必要はない。十分な経過観察を行ったのちにその後の対応を行う。局所麻酔薬中毒の治療は米国区域麻酔・痛み医学会（American Society of Regional Anesthesia and Pain Medicine：ASRA）の"LAST 発症時の対応チェックリスト"（図2）[2]、"局所麻酔薬中毒へのプラクティカルガイド"[3]に従う。局所麻酔薬中毒へのプラクティカルガイドは2017年6月に日本麻酔科学会から発表されている。こちらは日本語であり、分かりやすい。

局所麻酔薬中毒を疑ったら十分に経過観察を行う！
脂肪乳剤投与は常に選択肢に入れておく！

- □助けを呼ぶ
- □初期の重点
  - □気道を確保し，100％酸素で換気する
  - □痙攣を抑える：ベンゾジアゼピンを使用．循環不安定な症例ではプロポフォールは避ける
  - □人工心肺使用可能な近くの施設に連絡する
- □不整脈の管理
  - □必要に応じて一次救命処置（basic life support）および二次救命処置（advanced cardiac life support）を行う
  - □バソプレシン，カルシウム拮抗薬，β遮断薬，局所麻酔薬（リドカイン，プロカインアミド）は避ける
  - □アドレナリンの投与を 1 μg/kg 未満に減量する
- □ 20％脂肪乳剤を静脈内投与する（70 kg の患者が基準）
  - □ 1.5 mL/kg（除脂肪体重換算）を 1 分以上かけて初回ボーラス投与
  - □ 0.25 mL/kg/min で持続投与する（18 mL/min まで：roller clamp によって調節する）
  - □循環虚脱が継続する場合，再度ボーラス投与を 2 回まで
  - □血圧低値が続く場合は持続投与量を 2 倍にして 0.5 mL/kg/min に増量する
  - □循環安定が得られた後も少なくとも 10 分間は持続投与を継続
  - □最初の 30 分で 10 mL/kg を超えないようにする

図 2　LAST 発症時の対応チェックリスト

(American Society of Regional Anesthesia and Pain Medicine. Check list for treatment of local anesthetic systemic toxicity より翻訳引用)

症例経過 4

硬膜外麻酔を中止し、術後に両側腹横筋膜面ブロックを施行する方針とした。手術は全身麻酔で行い、子宮全摘術、両側附属器切除術、大網切除術を行い無事終了した。術後に片側に 0.25％レボブピバカインを 30 mL ずつ計 60 mL 使用して両側腹横筋膜面ブロックを施行した。ブロック施行後 15 分経過、術後 X 線検査を施行中、しだいに頻脈、高血圧傾向となった。脈拍数 130～140 beats/min、収縮期血圧 160～170 mmHg、拡張期血圧 100～110 mmHg となった。bispectral index（BIS）値は 30～40 で特に変動はなかった。また、特に患者に体動はなかった。

■ 設　問 ■

この後の対応について考慮しなければならないことは何か。(○×△)をつけよ。
1）ニカルジピン 1 mg を静注する

2）レミフェンタニルを増量する
3）フェンタニル 100 μg を静注する
4）経過観察を行う
5）20％脂肪乳剤 60 mL をゆっくり静注する

1）ニカルジピン 1 mg を静注する（×）
　異常高血圧であるので降圧は考慮する。ただし、ニカルジピンはより頻脈を誘発する可能性があり、使用は控える。

2）レミフェンタニルを増量する（△）
　患者が疼痛などでバッキングを起こしている場合は、レミフェンタニルを増量すれば頻脈と高血圧が治まる可能性はある。しかし、BIS値に変動はなく患者は体動していない。

3）フェンタニル 100 μg を静注する（△）
　患者が疼痛などでバッキングを起こしている場合は、フェンタニルを静注すれば頻脈と高血圧が治まる可能性はある。しかし、BIS値に変動はなく患者に体動はない。

4）経過観察を行う（○）
　北山らはロピバカインを使用した腹横筋膜面ブロックの血漿中の局所麻酔薬濃度が約15分後に最高点に達すると報告している[4]。今回使用した薬物はレボブピバカインであるが、直前に腹横筋膜面ブロックを行っていること、施行後15分という経過から遅延性の局所麻酔薬中毒が疑わしい。脂肪乳剤投与を考慮しながら厳重に経過観察を行う。

5）20％脂肪乳剤 60 mL をゆっくり静注する（△）
　重度の低血圧や不整脈が認められる場合は脂肪乳剤の投与を考慮する。初期投与量 1.5 mL/kg を約1分かけて静注する。

　ロピバカインを使用して腹横筋膜面ブロックを行った後、血漿中の局所麻酔薬濃度は約15分後に最高点に達する。レボブピバカインについても類似した経過をとると考えられる。したがって、術後に神経ブロックを行った場合は覚醒と退室を急がないほうがよい。覚醒と退室を急ぐと遅延性の局所麻酔薬中毒を見逃してしまうおそれがある。ブロック後の手術室滞在時間は最低20分を確保することが肝要である。

術後にX線検査を行っている施設では術後X線確認後に麻酔を覚醒させるとよい。ブロック後の20分は自然と経過する。

腹横筋膜面ブロック後は遅延性の局所麻酔薬中毒を引き起こす可能性がある！
最低20分経過をみて退室を！

症例経過5

経過観察を行っていると収縮期血圧50～60 mmHgと血圧低下傾向となり、心室性期外収縮も出現するようになった。

■■ 設　問 ■■

行うべき対応は何か。（○×△）をつけよ。
1) ドパミンを開始する
2) 下肢を挙上する
3) 輸液を全開で投与する
4) リドカインを静注する
5) 20％脂肪乳剤60 mLをゆっくり静注する

1) ドパミンを開始する（○）
　　血圧を上げるためにドパミンを開始する。通常どおりの対応も必要である。
2) 下肢を挙上する（○）
　　下肢挙上は低血圧時の基本的な対応である。
3) 輸液を全開で投与する（○）
　　輸液の全開投与は低血圧時の基本的な対応である。
4) リドカインを静注する（×）
　　局所麻酔薬中毒を増悪する可能性が高い。使用は控える（図2）。
5) 20％脂肪乳剤60 mLをゆっくり静注する（○）
　　重度の低血圧や不整脈が認められる場合は脂肪乳剤の投与を考慮する。初期投与量1.5 mL/kgを約1分かけて静注する。

重度の低血圧や不整脈に対しては脂肪乳剤（イントラリポス輸液20％）の投与を行う[2,3]。併せて一般的な血圧低下時の対応を行う。リドカインの使用は避け、アミオダロンと除細動器をスタンバイする。

 重度の低血圧や不整脈には躊躇せず脂肪乳剤を！

症例経過 6

脂肪乳剤による治療開始後に症状は改善した。その後もしばらく脂肪乳剤の持続投与を行った。脂肪乳剤投与中止後もモニタリングを継続し、その後麻酔の覚醒を行ったが特に問題なく経過した。

本症例のポイント

局所麻酔薬中毒には血管への直接の注入によって起こる即時型と、組織からの移行や活性型の代謝物の蓄積に伴う遅延型がある。血管内留置によって起きたものが即時型、腹横筋膜面ブロックによって起きたものが遅延型である。

いずれにしても、局所麻酔薬中毒を疑ったらASRAの"LAST発症時の対応チェックリスト"[2]、"局所麻酔薬中毒への対応プラクティカルガイド"[3]に従い治療を行う。呼吸循環を保ちながら適切なタイミングで脂肪乳剤の投与を行う。著者の経験上も脂肪乳剤は著効する。局所麻酔薬中毒が落ち着いた後もしばらくモニタリングを継続する。

【文　献】

1) 宮﨑直樹．局所麻酔薬中毒の治療．森本康裕，柴田康之編．超音波ガイド下末梢神経ブロック実践24症例．東京：メディカル・サイエンス・インターナショナル；2013．p.51-4．
2) American Society of Regional Anesthesia and Pain Medicine.

Checklist for Treatment of Local Anesthetic Systemic Toxicity. https://www.asra.com/content/documents/asra_last_checklist.2011.pdf（2017 年 10 月閲覧）
3) 日本麻酔科学会．局所麻酔薬中毒への対応プラクティカルガイド．http://www.anesth.or.jp/guide/index.htmlfile:///C:/Users/admin/AppData/Local/Microsoft/Windows/INetCache/IE/ICL0RJK8/practical_localanesthesia.pdf（2017 年 10 月閲覧）
4) 北山眞任，廣田和美．超音波ガイド下ブロックの現状と今後の領域：下腹部手術に利用する腹壁神経ブロック．日臨麻会誌 2010；30：967-73.
5) 宮﨑直樹．症例 16．駒澤伸泰，森本康裕編．PBLD で学ぶ周術期管理．東京：克誠堂出版；2016．p.191-9.

（宮﨑　直樹）

第Ⅰ章 手術室

6 持続静脈内フェンタニル投与と合併症

Key Words
オピオイド
フェンタニル持続静脈内投与
呼吸抑制
自己調節鎮痛

症例経過 ❶

　術前外来診察室にて頸椎症性脊髄症でC3〜7の椎弓形成術、骨盤骨採取術が予定された患者を診察中である。全身麻酔に加えて、術後鎮痛にフェンタニル経静脈的自己調節鎮痛法（intravenous patient-controlled analgesia：iv-PCA）を術者が希望している。

■■ 設　問 ■■

患者に対して術前のこの鎮痛法の説明で大切なことは何か。（○△×）をつけよ。

1）特に説明は必要ない
2）追加投与の方法
3）頻度の高い副作用の説明と発生時の対応
4）稀な副作用の説明と発生時の対応

1）特に説明は必要ない（×）
　患者が自分にとってボタンを押すことが有用かどうかを考慮し、フェンタニルiv-PCAは使用される。その判断基準がなければ、単なる持続投与のシステムとなる。また過量投与時には重大な副作用を引き起こす[1]。フェンタニルiv-PCA導入時には必ず詳細な説明が必要である。

2）追加投与の方法（○）
　痛みが強い場合には追加投与が考慮される。患者自身がボタンを押すことが望まれる。付き添いがボタンを押す場合、副作用が出現していないかどうかを判断し投与する必要がある。鎮痛効果が出現するまでは何度もボタンを押す必要があることを説明する。

3）頻度の高い副作用の説明と発生時の対応（○）

眩暈・嘔気・嘔吐・食欲低下・瘙痒感・眠気は頻度の高い副作用である。瘙痒感はモルヒネ投与に比べフェンタニル投与では頻度が低く、患者が許容することが多い。眩暈・嘔気・嘔吐・食欲低下は術後のQOLを下げる因子である。制吐薬の積極的な投与、フェンタニル iv-PCA 持続投与量の減量、疼痛時のボタン使用を中止し、別の鎮痛薬の投与を考慮する必要がある。眠気があっても軽い呼びかけに反応がある場合には許容されることが多い。

4）稀な副作用の説明と発生時の対応（○）

呼吸抑制・意識低下は、稀な副作用である。呼びかけに反応がない意識低下や1分間に6回未満の呼吸数の低下を認めた場合には付き添いから報告されるよう説明をする。また、医療従事者の定期的な病室訪問が必要である。呼吸抑制による合併症予防にカプノグラフモニターを有用とする報告がある[2]。

以下を必ず伝える。説明文章を提示すると効果的である（図1）。
① 適正な濃度にならないと鎮痛効果が得られない。
② ロックアウトタイム後の効果判定と鎮痛不十分であれば再投与が必要である。
③ 合併症発現時には看護師に知らせる。

フェンタニル iv-PCA では患者の理解が鎮痛効果に影響する！

症例経過 2

全身麻酔を導入・維持し、現在C3〜7の椎弓形成術、骨盤骨採取術が行われている。患者は78歳、男性、身長171 cm、体重71 kg。フェンタニル iv-PCA で術後鎮痛予定である。

■ 設　問 ■

フェンタニル iv-PCA の準備で適切なものは何か。（○△×）をつけよ。

```
┌─────────────────────────────────────────────────────────────┐
│              痛み止めボトル（iv-PCA）の使い方                │
│                                                             │
│        ┌─────────────────────────────────────────┐          │
│        │ 患者さん自身が痛み止めを必要だと感じたときに，│        │
│        │    待ち時間なく痛み止めを使用できるシステムです．│      │
│        │    適正な使用には患者さん自身の理解が必要です．│       │
│        └─────────────────────────────────────────┘          │
│                                                             │
│ ● 患者さん自身ができること                                  │
│   ・痛み止めが必要だと感じたときに，患者さん自身の判断でボタンを押して痛み止めを投与し │
│     ます．                                                  │
│   ・投与 15 分後に効果を判定し，効果がなければ追加で痛み止めを投与してください． │
│ ● 使用にあたり患者さんが知っておくこと                      │
│   ・ボタンを押さないときにも，ゆっくり痛み止めが投与されています．│
│   ・痛み止めの効果が得られない場合，15 分あけて繰り返しボタンを押すことができます．│
│   ・眩暈・嘔気・嘔吐・食欲低下・瘙痒感・眠気は頻度の高い副作用です．│
│   ・呼吸抑制・意識障害は頻度の低い副作用です．すぐ医療従事者の対応が必要です．│
│   ・中止した後も半日から 1 日の間，痛み止めは体の中に残ります．│
│ ● どんなときに医療従事者に相談するか                        │
│   ・眩暈・嘔気・嘔吐・食欲低下がある場合 → 吐き気止め使用により軽減することがあります．│
│   ・瘙痒感，眠気がある場合 → 許容していただく場合が多いです．気になる場合は，投与量の │
│     減量，中止が必要となります．                            │
│   ・呼吸回数が少なくなった場合（稀）→ すぐに医療従事者に相談してください．│
│   ・呼びかけに反応がない場合（稀）→ すぐに医療従事者に相談してください．│
└─────────────────────────────────────────────────────────────┘
```

図 1　iv-PCA 説明用紙
日高総合病院で使用

1）フェンタニルを院内の取り扱い手順にそって用意する
2）適切な自己調節鎮痛（PCA）ポンプを選択する
3）フェンタニルの時間投与量を計算する
4）嘔気対策を検討する

1）フェンタニルを院内の取り扱い手順にそって用意する（○）

麻薬は厳密な管理が必要となる。院内の規定にそった薬物準備が必要となる。周術期管理を専門に取り扱う薬剤師がいるとさらに適切で安全な取り扱いが可能となる。

2）適切な PCA ポンプを選択する（○）

硬膜外 PCA と iv-PCA を同じボトルで使用することは推奨されない。フェンタニル iv-PCA のロックアウトタイムは血中の効果判定が短時間で行うことができるため、10〜20 分のものが使用される。硬

表1 フェンタニル持続投与量の例（1）
　　　―下腹部手術，脊椎手術，四肢手術など―

- 持続投与量；フェンタニル 0.5 μg/kg/hr
- 1回投与量；フェンタニル 0.5 μg/kg
  （70歳以上の高齢者：フェンタニル，持続投与量；0.4 μg/kg/hr，1回投与量；0.4 μg/kg）
- ロックアウトタイム；10分
- 70歳未満ではドロペリドール 1.25 mg/day を混注

例：60歳，男性，体重 50 kg，身長 165 cm，椎弓形成術の iv-PCA
　　内容：生食 75 mL，フェンタニル 24 mL（1,200 μg），ドロペリドール 1 mL（2.5 mg）
　　設定：持続投与量；2 mL/hr，1回投与量；2 mL，ロックアウトタイム；10分
　　（術中のローディング投与量：フェンタニル 4 mL 200 μg）

表2 フェンタニル持続投与量の例（2）
　　　―上腹部，胸部手術など―

- 持続投与量；フェンタニル 0.75 μg/kg/hr
- 1回投与量；フェンタニル 0.75 μg/kg
  （70歳以上の高齢者：フェンタニル，持続投与量；0.6 μg/kg/hr，1回投与量；0.6 μg/kg）
- ロックアウトタイム；10分
- 70歳未満ではドロペリドール 1.25 mg/day を混注

例：60歳，男性，体重 50 kg，身長 165 cm，胃全摘術の iv-PCA
　　内容：生食 63 mL，フェンタニル 36 mL（1,800 μg），ドロペリドール 1 mL（2.5 mg）
　　設定：持続投与量；2 mL/hr，1回投与量；2 mL，ロックアウトタイム；10分
　　（術中のローディング投与量：フェンタニル 6 mL 300 μg）

膜外では局所麻酔の作用時間に合わせるため20～30分程のロックアウトタイムが必要となる。また、同じボトルで運用すると、硬膜外PCAとiv-PCAを勘違いし、投与経路や運用を誤る事例が報告されている[1]。機械式で設定が変更可能でも、携帯袋の色を区別し管理されていることが多い。

3）フェンタニルの時間投与量を計算する（○）

適正な麻薬の濃度は個人差が大きい[3]。しかし事前に個人差を検討する方法はない。準備は一般的な投与量から計算する[4]（表1、2）。しかし、鎮痛に必要な麻薬濃度は個人差が大きく、詳細な計算は必要ないことも多い。計算時の誤投与を防ぐために、ボトル内容を一般化することも考慮する。

表3 頻用される制吐薬

薬剤	投与方法
デキサメタゾン（保険適応外）	手術開始時に静脈内投与 5〜10 mg
ドロペリドール（保険適応外）	手術中に術中静脈内投与 0.625〜1.25 mg ボトル内に注入 1.25〜2.5 mg/day
メトクロプラミド（保険適応あり）	手術中に静脈内投与 10 mg 手術後で症状認めるときに静脈内投与 10 mg

4）嘔気対策を検討する（○）

　嘔気は最も頻度の高い副作用で、嘔気がコントロールできないとフェンタニル iv-PCA を中止せざるをえない。制吐薬の積極的な投与を行う（表3）。保険適応外になるがデキサメタゾン 6.6 mg とドロペリドール 1.25 mg の手術中の静脈内投与に加え、ドロペリドール 1.25〜2.5 mg/day がボトル内に混合されることが多い。

① フェンタニル iv-PCA 運用のためには院内統一のルールを作成することが望ましい。
② 薬剤師の介入は麻薬の適正・安全使用に大きく貢献する。

危険と隣り合わせの鎮痛でなく、安全が確保された中での鎮痛体制を構築する！

症例経過3

　フェンタニル iv-PCA が準備され、点滴側管から投与を開始する。

■ 設　問 ■

注意点は何か。（○△×）をつけよ。
1）予定投与速度とポンプの流量を確認する
2）ルート接続部位の開放を確認する
3）ボトル内薬物と投与方法をカルテに記載する
4）予定投与速度に合わせてフェンタニルのローディング投与を行う

1）予定投与速度とポンプの流量を確認する（○）

　流量変更可能なポンプは、ルート内の薬物を満たすために高流量のままで設定されていたり、薬液が漏れないように流量を止めていることがある。接続時には必ず予定の流量かどうか確認する。ダブルチェックが望ましい。

2）ルート接続部位の開放を確認する（○）

　接続部位のルートの開放は手術室退出前に再度確認を行う。ダブルチェックが望ましい。

3）ボトル内薬物と投与方法をカルテに記載する（○）

　病棟看護師や主治医がいつでもボトル内容を確認できるよう、カルテに記録する。病棟看護師、主治医、手術室看護師、麻酔科医、薬剤師、臨床工学技士で事前に記載場所のルールや記載方法を決めておくとなお良い。

4）予定投与速度に合わせてフェンタニルのローディング投与を行う（○）

　フェンタニルは分布によって持続投与初期には効果部位濃度が上昇しない。鎮痛効果が十分得られなかったり、帰室数時間後の濃度上昇により呼吸抑制を来す原因となる。フェンタニルの効果部位濃度を考慮し、手術中の適切なタイミングでローディング投与を行い、退出時に想定効果部位濃度の患者の状態を確認しておく。

　接続時のエラーは特に頻度が多い。単純な作業であるが、間違うと効果が得られなかったり、場合によっては重大な合併症を引き起こす原因となる。必ず流量と開放のチェックを行う。ローディング投与はフェンタニルを適切に使ううえで非常に重要な概念である。ぜひこの機会に薬物濃度シミュレータで効果部位濃度計算をしてほしい（図2）。

接続時は単純作業でエラーが頻発する！
エラーを防止するためにはチェック体制を構築する！

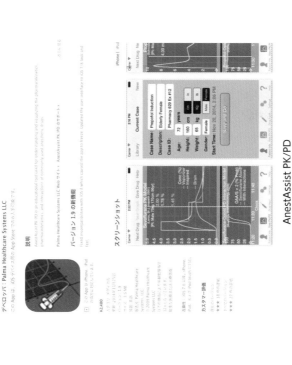

図2 iOSデバイスで使用可能な薬物濃度シミュレータ

症例経過 4

術後回診で術翌日に患者の病室を訪問した。椎弓形成術、骨盤骨採取術が行われ、術後鎮痛にフェンタニル iv-PCA が行われている。

設 問

術後回診時の確認事項として適切なものは何か。（○△×）をつけよ。
1）意識と呼吸数を確認する
2）眩暈・嘔気・嘔吐・食欲低下の有無を確認する
3）鎮痛レベルをスコア化する
4）自己調節鎮痛（PCA）が使用できているかを確認する

1）意識と呼吸数を確認する（○）

呼びかけに反応がない意識低下や呼吸数 6 breath/min 未満はオピオイドの効果が強すぎることを示唆し、すぐにフェンタニル iv-PCA の投与量減量や拮抗薬投与が必要となる。

2）眩暈・嘔気・嘔吐・食欲低下の有無を確認する（○）

鎮痛薬の調整、制吐薬投与を考慮するため、嘔気・嘔吐・食欲低下・眩暈を確認する。

3）鎮痛レベルをスコア化する（○）

チームの医療従事者の間で同じ評価ができるよう、鎮痛の評価は院内で統一されたスコア（図 3）を用い客観的な方法で測定し、記録する必要がある。

4）PCA が使用できているかを確認する（○）

外来でのフェンタニル iv-PCA の説明のみでは有用に運用されないことも多い。回診時にはフェンタニル iv-PCA が適切に使用できているかを確認し、必要であれば再度詳細な説明を行う。

術後回診時には鎮痛レベル・副作用・器具を適切に使用できているかを評価し、それぞれに対策が必要である。このような意味で麻酔科医の術後回診は重要であるが、多忙な中、決まった時間に回診することが難しい。病棟看護師とチームを組んで術後患者に対応できる体制がつくられるとなお良い。

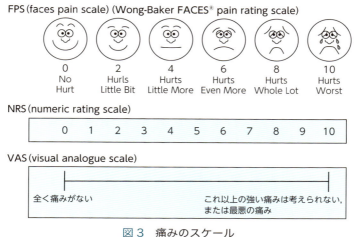

図3 痛みのスケール

 フェンタニル iv-PCA は必ず術後再評価を！

症例経過 5

病棟看護師より別の術後患者で呼吸抑制が出ていると麻酔科医に電話で連絡があった。連絡内容は、前日手術され、フェンタニル iv-PCA 使用。呼吸数が 4 breaths/min。バイタルは SpO_2 89、血圧 170/98 mmHg、脈拍数 52 beats/min。意識状態は呼びかけに反応がない、とのことである。

■ 設 問 ■

現場に駆けつけることを伝えたが、その際に必要な指示は何か。（○△×）をつけよ。

　　1）人手を確保する
　　2）酸素マスクによる酸素投与
　　3）バックバルブマスクの準備
　　4）緊急カートの準備

5）ナロキソンの準備

1）人手を確保する（○）
　物品の準備や緊急処置には人手がいる。必ず人を集める。
2）酸素マスクによる酸素投与（○）
　呼吸数は少ないが換気は行われている。酸素の投与を開始する。
3）バックバルブマスクの準備（○）
　呼吸停止時にはバックバルブマスクによる換気が必要となる。
4）緊急カートの準備（○）
　緊急の薬物投与や気管挿管による気道確保に備え、緊急カートを用意する。
5）ナロキソンの準備（○）
　麻薬過量投与による呼吸抑制はナロキソンで拮抗できる。ナロキソン投与により原因の診断と治療を同時に行うことができる。

　この症例の詳細を調べるとフェンタニルのローディング投与が行われておらず、高齢者に1μg/kg/hrの持続投与が15時間前から行われていた。手術終了直後、呼吸数は安定していた。翌日朝5時に看護師が訪室した際、上記のような状態であった。
　誤った運用を行う（フェンタニルのローディング投与を行わずに持続投与のみで開始する。患者以外の仕組みを知らない付き添いが頻回のボタンプッシュを行う）と、呼吸抑制が出現することは容易に想像される。適切でルールにそった運用が必要である。また、呼吸抑制が出現した場合には一般的な換気補助と同時に拮抗薬（ナロキソン）の投与を検討する。

緊急時には呼吸補助と拮抗薬の使用！

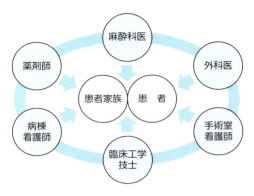

麻酔科医	適応と使用薬物の決定．術後回診時に再評価
外科医	疼痛や副作用が通常の術後経過として起こっているかの判断
手術室看護師	使用薬物，流量，開始のチェック
臨床工学技士	機械式 PCA ポンプの運用
病棟看護師	術後患者の状態を評価し，必要であれば関連部署に連絡
薬剤師	麻薬の管理．滅菌下でのボトル内充填

図4 iv-PCA はチームで取り組む

本症例のポイント

　フェンタニル iv-PCA は患者が判断し使用できるよう詳細な説明が必要である。また再評価や再説明を必要とすることも多い。麻酔科医だけで対応するには限界があり、フェンタニル iv-PCA の理解を深めるため、病棟看護師への勉強会や、麻酔科医を中心に外科医、手術室看護師、病棟看護師、薬剤師、臨床工学技士による急性期疼痛管理チームの結成が望まれる（図4）。導入には多大な労力が必要となるが、導入後には患者に安全で適切な鎮痛が提供される。

【文　献】

1) Paul JE, Bertram B, Antoni K, et al. Impact of a comprehensive safety initiative on patient-controlled analgesia errors. Anesthesiology 2010 ; 113 : 1427-32.
2) McCarter T, Shaik Z, Scarfo K, et al. Capnography monitoring enhances safety of postoperative patient-controlled analgesia. Am

Health Drug Benefits 2008 ; 1 : 28-35.
3) Gourlay GK, Kowalski SR, Plummer JL, et al. Fentanyl blood concentration-analgesic response relationship in the treatment of postoperative pain. Anesth Analg 1988 ; 67 : 329-37.
4) 日本麻酔科学会. 医薬品ガイドラインⅡ 鎮痛薬・拮抗薬. 2017. http://www.anesth.or.jp/guide/pdf/publication4-2_20170227s.pdf（2017年10月閲覧）

（羽場　政法）

第Ⅱ章 ペインクリニック

7 星状神経節ブロックと合併症

Key Words
星状神経節ブロック
超音波ガイド下
交感神経遮断効果
早期合併症
遅発性合併症

症例経過 1

　78歳、男性、身長173 cm、体重64 kg。左顔面に帯状疱疹を発症し、皮膚科で抗ウイルス治療を実施した。ロキソプロフェンナトリウム水和物を内服しても激痛が改善せず、帯状疱疹発症から11日目にペインクリニック科へ紹介受診となった。受診時には左側頭部から頬部、鼻翼にかけて一部痂皮化が進んできている水疱を認め、水疱に一致して強い痛みがあり視覚的評価尺度（visual analogue scale：VAS）9/10であった。プレガバリン、トラマドール塩酸塩、アセトアミノフェンを併用して開始したが、2日後の再診時にはVAS 7/10とわずかに痛みが軽減したのみであった。また初診時に処方した薬物を内服して以降、眠気が強く軽度の嘔気があり、内服薬の増量は困難であると考えられた。発症から現在まで、強い痛みが持続しており、患者の希望もあって神経ブロック治療を開始する予定とした。

■ 設 問 ■

本症例に実施する神経ブロックとしてふさわしいものは何か。（○△×）をつけよ。

1）星状神経節ブロック（SGB）
2）腕神経叢ブロック
3）眼窩下神経ブロック
4）ガッセル神経節ブロック
5）翼口蓋神経節ブロック（上顎神経ブロック）

1）SGB（○）
　帯状疱疹の痛みの軽減に交感神経ブロックが有効であるとされてい

る[1]。頸部交感神経をブロックできる星状神経節ブロック（stellate ganglion blok：SGB）は、顔面・上肢の帯状疱疹の痛みの軽減に有用である[2,3]。

2）腕神経叢ブロック（×）

　左側頭部〜鼻翼にかけての水疱を認めており、帯状疱疹ウイルスは三叉神経第2枝（上顎神経）領域に発症していると考えられる。腕神経叢ブロックの効果領域は頸神経以下であり、脳神経に作用しないため、今回の帯状疱疹の治療としてはふさわしくない。腕神経叢ブロックの際、薬液が頸部前方に流れ頸部交感神経に作用することで交感神経遮断効果が出現することはある。

3）眼窩下神経ブロック（△）

　眼窩下神経は上顎神経の分枝であり、眼窩下管から顔面に出てくる眼窩下孔をターゲットとして、鼻翼のすぐ外側でブロックを行う。超音波ガイド下に実施すればより合併症が少なく、確実かつ簡便に実施できる手法であるが、末梢神経ブロックであるため確実な交感神経遮断作用は望めない。帯状疱疹に有効であるというエビデンスも現在のところない。眼窩下神経の支配領域が下眼瞼、頬部、鼻翼、上唇、上顎の口腔前庭と眼窩下孔の一部であることを考慮すると、側頭部にも痛みが生じている本症例では、鎮痛効果も不十分であると予測される。穿刺部位に水疱があり穿刺が困難な可能性もある。

4）ガッセル神経節ブロック（△）
5）翼口蓋神経節ブロック（上顎神経ブロック）（△）

　4）5）：上顎神経は頭蓋内から正円孔を通り抜けたのち、翼口蓋窩へ入り翼口蓋神経節と交通している。実際の上顎神経ブロックは、X線透視下あるいは超音波ガイド下、CTガイド下に翼口蓋窩を目標とする（翼口蓋神経節ブロック）。ガッセル神経節ブロックは卵円孔内へアプローチし、三叉神経節をX線透視下あるいはCTガイド下にブロックする方法である。これらの神経ブロックは上顎神経の最も中枢側でブロックするという意味で理想的な手段であるが、侵襲度が高いこと、手技に熟練を要すること、機材準備や施術前の画像評価などが必要であることを考慮すると、いつでもどの施設でも選択実施できる手段とはいえない。初回の神経ブロックを実施する本症例では両ブ

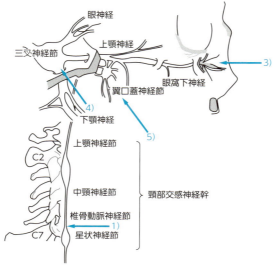

図1 三叉神経と頸部交感神経節，各ブロックのアプローチ部位
1) 星状神経節ブロック（SGB），3) 眼窩下神経ブロック，4) ガッセル神経節ブロック，
5) 翼口蓋神経節ブロック（上顎神経ブロック）

ロックともふさわしくない（図1）。

　　帯状疱疹の神経ブロックには交感神経遮断作用が重要といわれている[4]。パワーのある無作為化比較試験（randomized controlled trials：RCT）が少なく明確なエビデンスには乏しいものの、頭頸部の交感神経遮断効果が得られるSGBは三叉神経領域の帯状疱疹による痛みに対して効果的であるという報告があり[1,5]、日本ペインクリニック学会の治療指針にも挙げられている[2]。手技の簡便さ、安全性、効果のバランスを考えると最適である（図2）。

SGBは外来で必要時に実施できる治療手段として身につけておきたい！

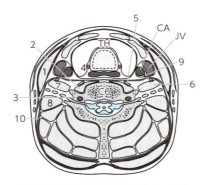

図2 頸部の横断面（C6レベル）
1：胸鎖乳突筋，2：頸長筋，3：椎骨動脈，4：反回神経，5：頸部交感神経，6：横隔神経，7：前斜角筋，8：中斜角筋，9：迷走神経（頸動脈鞘内），10：頸頸筋膜（椎前葉），TH：甲状腺，CA：総頸動脈，JV：内頸静脈

症例経過 2

効果と合併症を口頭と文書で説明し同意を得たうえで、外来の処置室でSGBを実施する準備を進めた。

設 問

SGBを開始するうえで、必要な検査所見、評価項目は何か。（○△×）をつけよ。

1) 内服薬の確認
2) 凝固止血検査を含めた血液検査
3) 既往歴、併存合併症の確認
4) 身体所見

1) 内服薬の確認（○）
2) 凝固止血検査を含めた血液検査（○）
3) 既往歴、併存合併症の確認（○）

1）2）3）：SGBは25 mmの針長で十分実施できるが、体表の神経ブロックというには穿刺部位に血管が豊富であり、かつ頸部は解剖学的多様性に富んでいる。2016年に発表された"抗血栓療法中の区域麻酔・神経ブロックガイドライン"ではSGBは深部神経ブロックに位

置づけられており、出血性素因がなかったとしてもSGBの出血リスクは中リスクとされている[6]。実施に際しては、患者が抗凝固薬、抗血小板薬を内服していないかどうか内服薬を確認し、凝固止血機能異常がないかどうかを血液検査で調べ、出血エピソードや出血リスクの高い疾患の既往がないかどうかを確認することは必須である[3]。

また、一般的な問診で全身状態を把握するとともに、使用予定の薬物についてのアレルギー歴や、これまでに局所麻酔薬での処置で気分不良がなかったかも聞いておく。SGBで交感神経遮断効果がでると、特に初回はその反応に動揺する患者も稀ではない。既往歴を聞いて患者の不安軽減のためさらなる説明が必要と考えられる場合には、実施前に十分に説明を加える。

4）身体所見（○）

穿刺予定部位の外表面に異常がないか、また頸部の伸展は可能か観察しておく。

SGBは刺入長が短く、体表の神経ブロックに思われるが、頸部の血管は豊富かつ多様であり、出血のリスクが高いため深部神経ブロックに位置づけられている。実施前には止血凝固機能を中心に全身状態を把握し、口頭と文書で効果と合併症について十分に説明し同意を得ておく必要がある。

SGBの合併症は生命にかかわるものもある！（後述）
事前のリスクヘッジを怠ってはいけない！

症例経過3

　内服薬、血液検査、既往歴・併存合併症いずれも問題がなかったため、SGB を実施した。超音波装置でリニアプローブを用いて左第 6 神経根を描出し、左第 6 横突起前結節の前方に位置する頸長筋および頭長筋を確認した。刺入経路上に、血管が存在しないことをカラードプラーを用いて確認し、神経の分枝も視認できないことを確認したうえで、プローブの外側から平行法で 25 mm の 25 G ショートベベル針を刺入し、深頸筋膜を貫いて頸長筋内に針先を進め、やさしく陰圧をかけて吸引して血液の逆流がないことを確認のうえ、1% リドカイン 4 mL を注入した。安静時間は 30 分とし、安静解除時に診察したところ、患者が「顔の左半分が熱く、目が開きにくく、声が掠れる」と訴えた。それらの症状が気になって痛みは感じないという。

設　問

とるべき対応は何か。（○△×）をつけよ。
1）息苦しさの有無を確認する
2）SpO_2、血圧を測定する
3）すぐに消失する症状であり、問題がないため、本日は帰宅し来週再診するように指示する
4）本日は帰宅可能だが、息苦しさや頸部の腫脹が生じればただちに連絡するように説明する
5）入院して経過をみる

1）息苦しさの有無を確認する（○）

　SGB 実施後 10 分程度で、顔面上肢の皮膚温の上昇、眼球結膜の充血、眼瞼下垂、鼻閉、発汗の停止といった交感神経遮断効果が出現し 4〜12 時間持続する。本症例での「実施側の顔面が熱く、目が開きにくい」という訴えは交感神経遮断効果に合致する症状で、合併症ではなく SGB の効果である。しかし、「声が掠れる」とも訴えており、実施後早期に生じうる重篤な合併症を見落とさないために呼吸困難感の有無を確認する。早急に対応が必要な病態としては、血腫による気道の圧迫、アナフィラキシー、局所麻酔薬中毒が挙げられる。経過観察

できる呼吸困難の原因としては、反回神経や横隔神経への影響（後述）、また注入薬液の量によっては頸部の圧迫感が生じる[7]。

2）SpO_2、血圧を測定する（○）

基礎に呼吸器疾患がない場合、無症状でSpO_2だけが低下することは少なく、呼吸困難感の訴えのほうが鋭敏な指標となるが、念のため客観的な指標を確認しておく。アナフィラキシー、局所麻酔薬中毒を除外する一助ともなる。

3）すぐに消失する症状であり、問題がないため、本日は帰宅し来週再診するように指示する（×）

問題がある症状かどうかは、診察室の中だけでは断言できない。設問の4）のとおりに対応すべきである[3]。

4）本日は帰宅可能だが、息苦しさや頸部の腫脹が生じればただちに連絡するように説明する（○）

ランドマークと触診でSGBを実施していた時代と異なり、超音波を用いて血管を確認しつつブロックをすれば、大血管の損傷はまず起こりえないため、実施直後に急性の血種が形成される可能性は低い[8]。しかし、超音波でも確認できない微小血管から徐々に出血し、帰宅後に頸部の血腫が生じる可能性がある[3]。これは穿刺時に血液が吸引されなかったとしても生じうる。頸部の血腫の危険性を説明し、とるべき対応を指示してからの帰宅が望ましい。

5）入院して経過をみる（△）

発生率と昨今の医療事情を鑑みると現実的ではない。

SGB実施後早期の交感神経遮断効果や合併症は、一過性で可逆的であることがほとんどであり、特に処置も必要なく経過観察が可能である。早期の重篤な合併症として、急性血腫による気道圧迫、アナフィラキシー、局所麻酔薬中毒はルールアウトしておく。遅発性の合併症については帰宅後に生じることも多く、患者に注意を促しておくことで重傷転機を予防できるかもしれない。

 SGBの早期・遅発性合併症の種類と対応を知る！

症例経過 4

　帰宅後も呼吸困難や頸部腫脹は生じず、予定どおり翌週に再診した。痛みは VAS 4/10 と低下しており、SGB の効果を認めたため再度 SGB を実施した。ブロック実施後前回と同様、顔面の熱感と眼瞼下垂を認めたが呼吸状態には影響がなかったため帰宅した。
　数時間後「息苦しさを感じる」という連絡があり、ただちに来院してもらった。来院後診察すると呼吸困難感、頸部のわずかな腫脹と痛みを認めた。

■■■ 設　問 ■■■

呼吸困難感の原因として考えられるのは何か。（○△×）をつけよ。
1）反回神経ブロック（もしくは迷走神経ブロック）
2）横隔神経麻痺
3）血管損傷による血腫
4）脊髄くも膜下腔、硬膜外腔への薬液誤注入
5）腕神経叢ブロック

1）反回神経ブロック（もしくは迷走神経ブロック）（△）

　反回神経麻痺が生じると、声帯の運動不全が生じ、呼吸機能に問題がなくても息苦しいと自覚する人はいる。SGB では深頸筋膜内に薬液を注入するが、薬液が深頸筋膜から漏出するなどして前方に広がると、気管前葉の気管食道溝に位置する反回神経か、頸動脈鞘の迷走神経に作用し、嗄声が生じる[9]。嗄声は SGB 実施直後から生じることもあれば、数時間経過してから徐々に薬液が広がることで発生することもある。超音波ガイド下 SGB ではランドマーク・触診法と比較して嗄声の発生率は低いことが知られている[8]。

2）横隔神経麻痺（△）

　横隔神経は主に第4頸神経から分枝する。頸部では胸鎖乳突筋と前斜角筋の間、深頸筋膜内を前下方へ走行して鎖骨下動静脈の間から胸腔内に入り、縦隔を下降していく神経であり、横隔膜の運動を支配する。SGB での横隔神経麻痺は、反回神経ブロックと同様深頸筋膜内に注入したはずの薬液が、なんらかの原因で深頸筋膜に広がり作用して

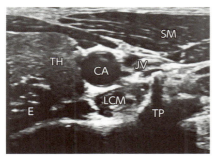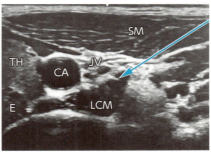

(a) リニアプローブ

左が内側, 右が外側となるよう描出した. 実際には左側の画像のように C6 椎体横突起前結節（TP）を描出した後に, 前結節が画面から見えなくなるようプローブをわずかに尾側にずらして外側から刺入する.

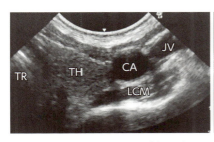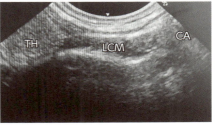

(b) マイクロコンベクスプローブ

左が内側, 右が外側となるように描出した. 著者は左側の画像のように甲状腺（TH）に接した総頸動脈（CA）を, 右側の画像のように圧迫して外側へよけることで頸長筋（LCM）にアプローチしている.

図 3　左頸部 C6 レベルの短軸像

TH：甲状腺, CA：総頸動脈, JV：内頸静脈, SM：胸鎖乳突筋, LCM：頸長筋, TP：C6 椎体横突起前結節, E：食道, TR：気管

生じる[9]か、SGB の刺入経路上に存在する横隔神経を穿刺時に偶発的に損傷して発生する。片側の横隔神経麻痺で呼吸困難が生じることは稀であるが、慢性の呼吸器疾患、喘息、高度肥満などがあれば可能性はある[10]。

3）血管損傷による血腫（○）

　総頸動脈、内頸静脈、椎骨動脈といった大血管は解剖学的によく知られており、容易に超音波で同定できるため、避けることが可能である（図 2、3）。しかしながらそれ以外の脈管、例えば下甲状腺動脈、深頸動脈、上行頸動脈などは解剖学的変異も多く、症例経過 3 の設問 4）で述べたとおり、遅発性に血腫が発生することもある。血腫が気

道を圧迫した場合には気道確保が必要となったり、処置が遅れて死亡したりする症例も報告されており、注意が必要である[3]。

4）脊髄くも膜下腔、硬膜外腔への薬液誤注入（×）

超音波ガイド下にSGBを実施するかぎりはまず生じえない。また、生じたとしてもSGB実施直後に急性反応で判明する。

5）腕神経叢ブロック（△）

頸神経叢ブロック、腕神経叢ブロックはSGB実施後約10％に生じるが、呼吸困難感よりも頸部や上肢のしびれや動かしにくさが現れる。

ほかに極めて稀な合併症として、気管誤穿刺、食道誤穿刺、気胸、乳び胸、椎体炎、椎間板炎が挙げられるが、ランドマーク法でもその発生率は明らかになっておらず、超音波ガイド下ではさらに稀であると考えられる[3,9]。

診察室を出た後、遅発性に生じる合併症のうち、後咽頭血腫は重篤で救命処置が必要となることもある。発生率としては低いが、重大な合併症として症状を知っておく必要がある。

SGBの遅発性血腫に注意する！

症例経過 5

頸部には痛みとわずかな腫脹を認めた。後咽頭血腫を疑い、原因検索を実施した。

■ 設　問 ■

必要な検査は何か。（○△×）をつけよ。
1）単純X線検査
2）血液検査
3）CT検査
4）MRI検査
5）超音波検査

1）単純 X 線検査（○）

　頸部側面の単純 X 線検査は、椎体腹側と気管後面の距離から後咽頭血腫の診断ができるため、簡便に実施でき有用である[3]。

2）血液検査（△）

　貧血が進行するほどの血腫であれば、外表上も明らかと思われるが、その他の原因検索のために実施する。

3）CT 検査（○）

4）MRI 検査（○）

　3）4）：CT、MRI 検査は確定診断に有用である[8]。

5）超音波検査（△）

　普段から診断に習熟していれば有用と思われるが、穿刺前の画像とただちに比較できる環境があるなど、特定の状況でなければ判断に迷うかもしれない。

気道確保ができる体勢を整えつつ、速やかに実施できる検査で診断を確定する。

重大な転帰を防ぐために、合併症への対応は速やかに行えるように準備しておく！

本症例のポイント

　SGB は頭頸部と上肢の交感神経遮断に有用で、比較的簡便に実施できる手法である。従来のランドマーク・触診法と比して、超音波ガイド下に実施することで大血管の損傷のリスクは減少したが、アナフィラキシー、局所麻酔薬中毒といった実施後早期の合併症、反回神経や横隔神経、頸腕神経叢への影響、そして遅発性に生じる後咽頭血腫発生は生じうる。合併症を避けるために、事前の全身状態の把握、検査による凝固止血系の確認を必ず行い、発生時にはただちに対応できる体制を整えておくべきである。

【文　献】

1) Makharita MY, Amr YM, El-Bayoumy Y. Effect of early stellate ganglion blockade for facial pain acute herpes zoster and incidence of postherpetic neuralgia. Pain Physician 2012；15：467-74.
2) 日本ペインクリニック学会治療指針検討委員会編．ペインクリニック治療指針改訂（第5版）．東京：真興交易医書出版部；2016．p.120-5.
3) Higa K, Hirata K, Hirota K, et al. Retropharyngeal hematoma after stellate ganglion block. Analysis of 27 patients reported in the literature. Anesthesiology 2006；105：1238-45.
4) Makharita MY. Prevention of post-herpetic neuralgia from dream to reality：a ten-step model. Pain Physician 2017；20：E209-20.
5) Salvaggio I, Adducci E, Dell'Aquila L, et al. Facial pain：a possible therapy with stellate ganglion block. Pain Med 2008；9：958-62.
6) 日本ペインクリニック学会・日本麻酔科学会・日本区域麻酔学会合同抗血栓療法中の区域麻酔・神経ブロックガイドライン作成ワーキンググループ．抗血栓療法中の区域麻酔・神経ブロックガイドライン．http://www.anesth.or.jp/guide/pdf/guideline_kouketsusen.pdf（2017年10月閲覧）
7) Lee MH, Kim KY, Song JH, et al. Minimal volume of local anesthetic required for an ultrasound-guided SGB. Pain Med 2012；13：1381-8.
8) 千葉知史，伊達　久，滝口規子ほか．超音波ガイド下星状神経節ブロックの有用性—ランドマーク法との前向き非無作為化（非盲目的）試験—．日ペ会誌 2016；23：520-4.
9) 明石奈津子，増田　豊，阿部洋一郎．星状神経節ブロックにおけるランドマーク法と超音波ガイド法での画像および効果の比較．日ペ会誌 2015；22：507-12.
10) Joeng ES, Jeong YC, Park BJ, et al. Sonoanatomical change of phrenic nerve according to posture during ultrasound-guided stellate ganaglion block. Ann Rehabil Med 2016；40：244-51.

（滝本　佳予、小野　まゆ）

第Ⅱ章 ペインクリニック

8 頭痛の鑑別と対応

Key Words
国際頭痛分類
一次性頭痛
二次性頭痛

症例経過 ①

　37歳、女性、身長155 cm、体重45 kg。頭痛を主訴に受診した。職業は事務職。既往歴は職場検診で高血圧を指摘されたが未治療である。内服薬は市販の鎮痛薬（ナロンエース®）を頭痛時に頓用している。頭痛は16歳のころから起こり始めた。最近鎮痛薬を飲んでも改善しないので来院した。

■■ 設　問 ■■

　本症例で二次性頭痛（頭痛の原因となる器質的疾患を有する頭痛）を疑うべき追加所見は何か。（○△×）をつけよ。

　　1）数日前から発熱している
　　2）右目の奥に激痛があり、涙も出る
　　3）頭痛が周期的に何度も繰り返し起こる
　　4）交通事故に遭った翌日から頭痛が始まった
　　5）頭痛と同時に手がしびれて動かしにくくなった

1）数日前から発熱している（○）
　　二次性頭痛（感染症による頭痛）を疑う。
2）右目の奥に激痛があり、涙も出る（×）
　　一次性頭痛（群発頭痛）を疑わせる所見である。
3）頭痛が周期的に何度も繰り返し起こる（△）
　　一次性頭痛を疑わせる所見であるが、症状の増悪傾向があれば二次性頭痛を疑う。
4）交通事故に遭った翌日から頭痛が始まった（○）
　　二次性頭痛（頭頸部外傷・傷害による頭痛）を疑う。

表1　国際頭痛学会の頭痛分類

第1部：一次性頭痛	1. 片頭痛 2. 緊張型頭痛 3. 三叉神経・自律神経性頭痛（TACs） 4. その他の一次性頭痛疾患
第2部：二次性頭痛	5. 頭頸部外傷・傷害による頭痛 6. 頭頸部血管障害による頭痛 7. 非血管性頭蓋内疾患による頭痛 8. 物質またはその離脱による頭痛 9. 感染症による頭痛 10. ホメオスターシス障害による頭痛 11. 頭蓋骨，頸，眼，耳，鼻，副鼻腔，歯，口あるいはその他の顔面・頸部の構成組織の障害による頭痛あるいは顔面痛 12. 精神疾患による頭痛
第3部：有痛性脳神経ニューロパチー・他の顔面痛およびその他の頭痛	13. 有痛性脳神経ニューロパチーおよび他の顔面痛 14. その他の頭痛性疾患

一次性頭痛，二次性頭痛，有痛性脳神経ニューロパチー・他の顔面痛およびその他の頭痛に大きく分類される。
〔日本頭痛学会・国際頭痛分類委員会訳. 国際頭痛分類. 国際頭痛分類（第3版beta版）. 東京：医学書院；2014. p.34-41 より引用〕

5）頭痛と同時に手がしびれて動かしにくくなった（○）

二次性頭痛（頭頸部血管障害による頭痛）を疑う。

　頭痛は、国際頭痛学会（International Headache Society）から発表されている国際頭痛分類に基づいて分類・診断される。頭痛は表1のように、一次性頭痛と二次性頭痛、有痛性脳神経ニューロパチーに分類される。一次性頭痛は頭痛自体が疾患のものであり、片頭痛、緊張型頭痛、群発頭痛に代表される。二次性頭痛は原因疾患のある頭痛であり、くも膜下出血や髄膜炎など治療に緊急を要する疾患も含まれているため、頭痛診療の第一歩は、二次性頭痛かどうかを診断することから始まる。

　表2に、二次性頭痛を疑わせる所見を示す。これらの頭痛を認める場合は、二次性頭痛を疑い、特に緊急性の高い二次性頭痛の場合には迅速な精査が必要である。

　慢性頭痛で病院を受診する患者は、受診までに市販の鎮痛薬（一般用医薬品）を服用していることが多く、確認が必要である。一般用医薬品の鎮痛薬にはたくさんの種類があるが、その多くは複数の鎮痛・

表2 二次性頭痛を疑わせる所見

以下の所見のいずれかを認める場合は，二次性頭痛を疑い精査を行う
① 突然の頭痛
② 今まで経験したことがない頭痛
③ いつもと様子の異なる頭痛
④ 頻度と程度が増していく頭痛
⑤ 50歳以降に初発の頭痛
⑥ 神経脱落症状を有する頭痛
⑦ がんや免疫不全の病態を有する患者の頭痛
⑧ 精神症状を有する患者の頭痛
⑨ 発熱・項部硬直・髄膜刺激症状を有する頭痛

(日本神経学会・日本頭痛学会監．慢性頭痛の診療ガイドライン作成委員会編．一次性頭痛と二次性頭痛はどう鑑別するか．慢性頭痛の診療ガイドライン2013．東京：医学書院；2013．p.6-8 より引用)

表3 主な複合鎮痛薬の鎮痛・鎮痛補助成分

商品名	主成分
イブクイック	イブプロフェン，酸化マグネシウム，アリルイソプロピルアセチル尿素，無水カフェイン
新セデス	エテンザミド，アセトアミノフェン，アリルイソプロピルアセチル尿素，無水カフェイン
ナロンエースT	イブプロフェン，エテンザミド，ブロモバレリル尿素，無水カフェイン
ノーシン錠	アセトアミノフェン，エテンザミド，カフェイン水和物
バファリンA	アセチルサリチル酸，合成ヒドロタルサイト

鎮痛補助成分が混合されている複合鎮痛薬である。表3に主な複合鎮痛薬の主成分を示す。

頭痛の診断の第一歩は、一次性頭痛か二次性頭痛かの鑑別から！

症例経過 2

　これまでに外傷歴はない。初診時、発熱はなくバイタルサインも問題ない。以前より肩凝りはひどかった。頭痛は年に数回、仕事で生活が不規則になると起こる。突然目の前がチカチカして焦点が合わなくなる。その10分後くらいから右前頭部にズキズキする痛みが出現する。嘔気も起こり、体がだるくなる。流涙や発汗はない。市販の鎮痛薬を内服して布団をかぶって寝ると、6時間ほどで頭痛は治まる。しかし約1年前から、頭痛が月に1〜2回程度起こるようになり、そのたびに鎮痛薬も飲んでいたが、効果がなくなってきた。

設 問

考えられる頭痛の診断は何か。（○△×）をつけよ。
1）片頭痛
2）群発頭痛
3）三叉神経痛
4）緊張型頭痛
5）発作性片側頭痛

1）片頭痛（○）
2）群発頭痛（×）
　片側の眼窩周囲の、流涙など自律神経症状を伴う強い頭痛である。夜間に起こりやすく、発作中は興奮状態になり、じっとしていられない。
3）三叉神経痛（×）
　洗顔、歯磨きなどで誘発される、片側顔面の短時間の電撃痛である。
4）緊張型頭痛（×）
　筋緊張やストレスから起こる、両側の頭が締めつけられるような頭痛である。
5）発作性片側頭痛（×）
　片側の重度の頭痛で、流涙や顔面発汗などを伴う。発作は1日数回起こる。

表4 片頭痛の特徴：POUNDing

5つのうち4つを満たせば片頭痛の可能性が高い
- **P**ulsating（拍動性）
- **d**uration of 4〜72 h**O**urs（4〜72時間の持続）
- **U**nilateral（片側性）
- **N**ausea（悪心）
- **D**isabling（生活支障度が高い）

〔日本頭痛学会・国際頭痛分類委員会訳. アルゴリズムをどう使用するか. 国際頭痛分類（第3版beta版）. 東京：医学書院；2014. p.23-8より引用〕

頭痛にはそれぞれ特徴があり、問診と診察で診断できるものが多い。頭痛の診断は国際頭痛分類にそって行う。国際頭痛分類の日本語版は、日本頭痛学会ホームページより閲覧が可能である[1]。

本症例の頭痛は片頭痛と診断できる。片頭痛の有病率は8.4％と報告されており[2]、日常診療でも遭遇することは多い。片頭痛の特徴はPOUNDingという5つの頭文字で表され（表4）、5つのうち4つを満たせば片頭痛の可能性が高い[3]。さらにこの片頭痛は、「目の前がチカチカして焦点が合わない」といった前兆を伴っており、「前兆のある片頭痛」と診断される。片頭痛の中でも、前兆を伴う場合は症状が特徴的であり、診断しやすい。片頭痛は片頭痛治療薬が奏功することが多いので、診断ができるようにしておこう。

主要な頭痛の特徴を理解しておこう！

症例経過3

片頭痛と診断され、片頭痛治療を開始することになった。

設 問

適切な片頭痛治療薬は何か。（○△×）をつけよ。
1）ロメリジン

2）ジクロフェナク
3）プロプラノロール
4）ゾルミトリプタン
5）スマトリプタン点鼻薬

1）ロメリジン（△）
　片頭痛予防薬であり、即効性はないが検討してもよい。
2）ジクロフェナク（○）
　非ステロイド性抗炎症薬（nonsteroidal anti-inflammatory drugs：NSAIDs）は軽度〜中等度片頭痛に有効である。
3）プロプラノロール（△）
　片頭痛予防薬であり、即効性はないが検討してもよい。
4）ゾルミトリプタン（○）
　片頭痛急性期治療薬であるトリプタンの一つで、投与を検討する。
5）スマトリプタン点鼻薬（△）
　トリプタンであるが、点鼻薬は嘔気が強く内服が困難な場合に検討する。

　片頭痛急性期の治療薬は、①アセトアミノフェン、②NSAIDs、③エルゴタミン、④トリプタン、⑤制吐薬がある[4]。未治療であれば、アセトアミノフェンやNSAIDsから使用を開始すべきだが、これまでに市販薬などでNSAIDsの内服既往があり、なお頭痛が治まらないならば、トリプタンの使用を検討すべきである。日本ではトリプタンはスマトリプタン、ゾルミトリプタン、エレトリプタン、リザトリプタン、ナラトリプタンが使用可能であり、それぞれ多少差異がある。どれが最も効果があるかは患者個々で異なるため、トリプタンを内服して効果が乏しい場合は、別の種類を試すべきである。また片頭痛予防薬に関しては、片頭痛発作が月に2回以上あるいは6日以上ある場合は使用を検討すべきとされている[5]。

片頭痛の治療薬を理解して、適切に処方しよう！

症例経過 ❹

　片頭痛の治療として、ゾルミトリプタンが処方された。内服すると頭痛は軽減した。その後予防的に内服するようになり、徐々に内服回数が増えた。不足分は他院でも処方を受けていた。月に10回以上は内服するようになったが、頭痛はなくなるどころかむしろ頻度が増えて、薬もあまり効かなくなってきた。ほぼ毎日頭痛がするようになり3ケ月が過ぎた。

■■■ 設　問 ■■■

この頭痛に対して適切な治療法は何か。（○△×）をつけよ。
1）他の鎮痛薬を併用する
2）片頭痛予防薬を追加する
3）トリプタンの内服を中止する
4）トリプタンの種類を変更する
5）頭痛が治まるまでトリプタンを増量する

1）他の鎮痛薬を併用する（×）
2）片頭痛予防薬を追加する（×）
3）トリプタンの内服を中止する（○）
4）トリプタンの種類を変更する（×）
5）頭痛が治まるまでトリプタンを増量する（×）

　頭痛薬の飲みすぎで頭痛が生じる、という病態があることを理解しておこう。「薬物使用過多による頭痛（薬物乱用頭痛）」とは、急性期または対症的頭痛治療薬を3ケ月を超えて定期的に乱用（治療薬により1ケ月に10日以上、または15日以上）した結果として1ケ月に15日以上起こる頭痛とされている[6]。頭痛薬を頻回に長期間内服していると、本来の頭痛の性状が変化して頭痛の頻度が上がり、頭痛薬を内服しても治まらずさらに内服する、という悪循環に陥ってしまう。薬物使用過多による頭痛は、頭痛薬の内服を中止することにより消失する。

頭痛薬を飲みすぎることで発症する頭痛があることも理解しておこう！

症例経過5

ゾルミトリプタン内服を中止して2ケ月ほどで、連日続いていた頭痛はなくなり、以前からの月1回程度の頭痛に戻った。その後は、片頭痛時のみゾルミトリプタンを内服し、頭痛のコントロールがつくようになった。

ある日、朝起きたら突然これまでに経験したことのない後頭部痛が起こった。嘔気もあり物が二重に見える感じもして、不安になり同日受診した。意識清明、体温36.8℃、以前より高血圧があるが、今日は192/110 mmHgと普段よりも高かった。

設問

まず行うべき検査は何か。（○△×）をつけよ。
1）CT検査
2）脳波検査
3）MRI検査
4）血液検査
5）腰椎穿刺

1）CT検査（○）
2）脳波検査（×）
　検査の緊急性はない。
3）MRI検査（△）
　CTで診断が確定しない場合は考慮される。
4）血液検査（△）
　鑑別には必要だが画像検査が優先される。
5）腰椎穿刺（△）
　くも膜下出血を疑い、CT・MRI検査で診断が確定しない場合は考慮される。

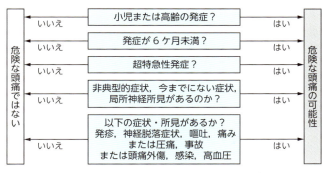

図1 危険な頭痛の簡易診断アルゴリズム
緊急性の高い頭痛の発見に有用である.
〔日本頭痛学会・国際頭痛分類委員会訳. アルゴリズムをどう使用するか. 国際頭痛分類（第3版 beta 版）. 東京：医学書院；2014. p.23-8 より引用〕

　慢性頭痛の経過中にも、他の頭痛を併発することは起こりうる。そのため、常に頭痛の性状の変化には注意をはらっておく必要があり、緊急性の高い頭痛を疑う場合は迅速な検査・診断が必要である。危険な頭痛の簡易診断アルゴリズムが提唱されている[7]ので、診断の参考にしていただきたい（図1）。
　本症例では、第一にくも膜下出血を疑い、ただちに検査を行うべき状況である。「今まで経験したことがない突然の激しい頭痛」は、くも膜下出血を疑わせるキーワードである。また、微小な出血の場合は悪心・嘔吐、眩暈、せん妄、動眼神経麻痺、視力障害を伴うこともある。くも膜下出血が疑われた際は、迅速・的確な診断と専門医による治療が必要である[8]。発症早期の画像診断では、CTが有用であり、発症12時間以内の診断率は98〜100％といわれている。脳MRIのFLAIR法による検査も有用であるが、撮影に時間を要することもあり、CTを備えている施設であれば、CT検査が優先される。CT、MRI検査でも診断が確定しないがくも膜下出血を疑う場合は、腰椎穿刺による髄液の観察（キサントクロミーの有無）を行う。

緊急性の高い頭痛の発症を見逃さないようにしよう！

本症例のポイント

頭痛診療では、毎回「一次性頭痛か、二次性頭痛か、あるいはその両方か？」という視点での診察が必要である。表2に示す所見を認める場合は、必要な検査を行い、二次性頭痛の除外・診断を行う。一次性頭痛は慢性的な経過をたどるものが多いが、必ずしも毎回同じ病態とは限らず、また複数の頭痛が混在していることも少なくない。慢性頭痛の経過中も、緊急性の高い二次性頭痛を見逃さないことが重要である。

【文 献】

1) 日本頭痛学会・国際頭痛分類委員会訳．国際頭痛分類（第3版beta版）(ICHD-3β) 日本語版．http://www.jhsnet.org/kokusai_new_2015.html（2017年10月閲覧）
2) Sakai F, Igarashi H. Prevalence of migraine in Japan：a nationwide survey. Cephalalgia 1997；17：15-22.
3) Detsky ME, McDonald DR, Baerlocher MO, et al. Does this patient with headache have a migraine or need neuroimaging? JAMA 2006；296：1274-83.
4) 日本神経学会・日本頭痛学会監．慢性頭痛の診療ガイドライン作成委員会編．片頭痛の急性期治療には、どのような方法があり、どのように使用するか．慢性頭痛の診療ガイドライン2013．東京：医学書院；2013．p.114-7.
5) 日本神経学会・日本頭痛学会監．慢性頭痛の診療ガイドライン作成委員会編．どのような患者に予防療法が必要か．慢性頭痛の診療ガイドライン2013．東京：医学書院；2013．p.145-7.
6) 日本頭痛学会・国際頭痛分類委員会訳．薬剤の使用過多による頭痛（薬物乱用頭痛，MOH）．国際頭痛分類（第3版beta版）．東京：医学書院；2014．p.106-7.
7) Dowson AJ, Sender J, Lipscombe S, et al. Establishing principles for migraine management in primary care. Int J Clin Pract 2003；57：493-507.
8) 日本神経学会・日本頭痛学会監．慢性頭痛の診療ガイドライン作成委員会編．くも膜下出血はどう診断するか．慢性頭痛の診療ガイドライン2013．東京：医学書院；2013．p.9-11.

（大路　奈津子）

第Ⅱ章 ペインクリニック

9 複合性局所疼痛症候群の診断と治療

Key Words
複合性局所疼痛症候群
リハビリテーション

症例経過 1

25歳、女性、身長150 cm、体重50 kg。来院6ケ月前に右足関節を捻挫し、近医で膝下ギプス固定を受けた。その後3ケ月間再診せず、松葉杖での免荷歩行を行っていた。ギプス脱するも再度3ケ月再診せず、右足の腫脹、痛み、運動障害を認めたため、総合病院整形外科を受診した。痛みが強くリハビリテーションが困難であったため、ペインクリニック科へ紹介受診となった。

設問

複合性局所疼痛症候群（complex regional pain syndrome：CRPS）の症状について、（○△×）をつけよ。

1) アロディニアや痛覚過敏など病的な痛みを認める
2) 浮腫を認める
3) 関節可動域制限を認める
4) 皮膚、爪、毛に萎縮性変化を認める
5) 患部の体温上昇が常にあり、発汗がみられる

1) アロディニアや痛覚過敏など病的な痛みを認める（○）
　アロディニアや痛覚過敏などの痛みに加え、さまざまな症状を呈する。

2) 浮腫を認める（○）
　炎症性要素が関与しており、浮腫を来す。

3) 関節可動域制限を認める（○）
　痛みにより関節可動域制限が生じる。また、慢性期になると不動化により関節拘縮を来すこともある。

4）皮膚、爪、毛に萎縮性変化を認める（○）

　栄養変化により、皮膚、爪、毛に萎縮性変化が生じる。なお、CRPS判定基準に骨萎縮の有無は含まれない。

5）患部の体温上昇が常にあり、発汗がみられる（×）

　交感神経系が低下することもあれば、亢進することもある。よって発汗は亢進ないし低下する。

設　問

CRPSの病態について、（○△×）をつけよ。
1）誘因としては手術によるものが最も多い
2）現在、複合性局所疼痛症候群（CRPS）の病因や病態は明らかになっている
3）末梢性感作、中枢性感作が関与している
4）急性期では交感神経機能が亢進している
5）大脳皮質領域の変化が関与している

1）誘因としては手術によるものが最も多い（×）

　誘因としては骨折が最も多く、次いで捻挫、挫傷である。

2）現在、CRPSの病因や病態は明らかになっている（×）

　CRPSの病因や病態は単一なものではなく、複数の因子が関与していると予想され、明らかにはなっていない。

3）末梢性感作、中枢性感作が関与している（○）

　損傷された組織や神経終末から放出される神経ペプチドにより、神経終末の疼痛閾値が低下し、痛みに対する反応が増大する（末梢性感作）。また、繰り返し侵害刺激が脊髄後角に伝わると、N-メチル-D-アスパラギン酸（N-methyl-D-aspartate：NMDA）受容体の開口により、脊髄後角での疼痛閾値が低下し、痛みに対する反応が増大する（中枢性感作）。

4）急性期では交感神経機能が亢進している（×）

　急性期では交感神経機能が低下し、血管拡張作用から皮膚温上昇、赤色変化などの所見がみられることが多い。

5）大脳皮質領域の変化が関与している（○）

近年、functional MRI の研究により、大脳皮質領域の関与が明らかになっている。

CRPS は骨折などの外傷や神経損傷の後に痛みが遷延する症候群であり、自発痛、アロディニア、痛覚過敏などの痛み症状に加え、血管運動異常による血管拡張・収縮、発汗障害、爪・皮膚・毛の萎縮性変化、浮腫、運動機能障害、関節可動域制限、病態失認など多彩な症状を呈する。以前は明らかな神経損傷を認めないものを CRPS typeⅠ（以前の反射性交感神経性ジストロフィー）、神経損傷があるものを CRPS typeⅡ（以前のカウザルギー）に分類していたが、現在は両者に症状や徴候の差を認めないため、両者を明確に分類する必要はないとしている。

診断基準は 1994 年の国際疼痛学会（International Association for the Study of Pain：IASP）の基準を基に、2008 年に日本においても厚生労働省 CRPS 研究班により CRPS 判定指標が作成された。表1に示すように臨床用と研究用の CRPS 判定指標があるが、臨床用は感度が高いが特異度が低いため、CRPS でない患者が CRPS と診断される可能性がある。CRPS は事故や労災に関与することが多く、患者に疾病利得の存在が疑われる場合も存在するため、診断は慎重に行うべきである。

CRFS の病因・病態は解明されておらず、複数の因子が関与していると推測されている。末梢神経や交感神経系の障害だけでなく、脊髄や脳など中枢神経系も深く関与していると考えられている。

病的な痛みになんらかの症状が加われば、CRPS が疑われる！しかし、診断は慎重に行うべきである！

表 1　厚生労働省 CRPS 研究班から提唱された本邦版 CRPS 判定指標

臨床用 CRPS 判定指標
A　病期のいずれかの時期に，以下の<u>自覚症状のうち 2 項目以上</u>該当すること．
　　ただし，それぞれの項目内のいずれかの症状を満たせばよい．
　1．皮膚・爪・毛のうちいずれかに萎縮性変化
　2．関節可動域制限
　3．持続性ないしは不釣合いな痛み，しびれたような針で刺すような痛み（患者が自発的に述べる），知覚過敏
　4．発汗の亢進ないしは低下
　5．浮腫
B　診察時において，以下の<u>他覚所見の項目を 2 項目以上</u>該当すること．
　1．皮膚・爪・毛のうちいずれかに萎縮性変化
　2．関節可動域制限
　3．アロディニア（触刺激ないしは熱刺激による）ないしは痛覚過敏（ピンプリック）
　4．発汗の亢進ないしは低下
　5．浮腫

研究用 CRPS 判定指標
A　病期のいずれかの時期に，以下の<u>自覚症状のうち 3 項目以上</u>該当すること．
　　ただし，それぞれの項目内のいずれかの症状を満たせばよい．
　1．皮膚・爪・毛のうちいずれかに萎縮性変化
　2．関節可動域制限
　3．持続性ないしは不釣合いな痛み，しびれたような針で刺すような痛み（患者が自発的に述べる），知覚過敏
　4．発汗の亢進ないしは低下
　5．浮腫
B　診察時において，以下の<u>他覚所見の項目を 3 項目以上</u>該当すること．
　1．皮膚・爪・毛のうちいずれかに萎縮性変化
　2．関節可動域制限
　3．アロディニア（触刺激ないしは熱刺激による）ないしは痛覚過敏（ピンプリック）
　4．発汗の亢進ないしは低下
　5．浮腫

※但し書き 1
　1994 年の IASP（国際疼痛学会）の CRPS 診断基準を満たし，複数の専門医が CRPS と分類することを妥当と判断した患者群と四肢の痛みを有する CRPS 以外の患者とを弁別する指標である．臨床用判定指標を用いることにより感度 82.6％，特異度 78.8％で判定でき，研究用判定指標により感度 59％，特異度 91.8％で判定できる．
※但し書き 2
　臨床用判定指標は，治療方針の決定，専門施設への紹介判断などに使用されることを目的として作成した．治療法の有効性の評価など，均一な患者群を対象とすることが望まれる場合には，研究用判定指標を採用されたい．
　外傷歴がある患者の遷延する症状が CRPS によるものであるかを判断する状況（補償や訴訟など）で使用するべきではない．また，重症度・後遺障害の有無の判定指標ではない．

米国から提唱された判定指標にならい，本邦版 CRPS 判定指標でも臨床用指標と研究用指標の 2 種類を作成した．本邦版 CRPS 判定指標の使用にあたっては，但し書き 1，2 を十分に理解して使用すること．
（厚生労働省 CRPS 研究班．本邦における CRPS の判定指標．日臨麻会誌 2010；30：420-9 より引用）

症例経過 2

診察時の所見は以下のとおりであった。
Numerical rating scale（NRS）：7
アロディニア（＋）、痛覚過敏（＋）、右足の内顆、外顆に感覚鈍麻（＋）
徒手筋力テスト（MMT）：右で優位に低下
関節可動域：足関節背屈；自動−20°、他動 0〜5°
外観（図 1-a）：右足に浮腫、色調変化（暗赤色）
サーモグラフィ（図-b）：右下肢で温度低下
X 線（図-c）：右足に骨萎縮

■ 設　問 ■

CRPS の治療について、（○△×）をつけよ。
    1）痛みを消失させることを第一に考える
    2）薬物療法は"神経障害性疼痛ガイドライン"にそって行う
    3）交感神経ブロックが奏功する
    4）リハビリテーションを円滑に行うために神経ブロックは有効である
    5）精神的アプローチが有効なことがある

1）痛みを消失させることを第一に考える（×）
　治療の目標はリハビリテーションにより身体機能を維持・回復させることである。

2）薬物療法は"神経障害性疼痛ガイドライン"にそって行う（△）
　患者によっては炎症性要素が強い場合や神経障害性疼痛の要素が強い場合があり、それぞれに応じた薬物を選択する。

3）交感神経ブロックが奏功する（△）
　交感神経依存性の痛みであれば、交感神経ブロックが奏功することがある。

4）リハビリテーションを円滑に行うために神経ブロックは有効である（○）
　痛みによってリハビリテーションができない場合は、神経ブロックが有効な場合がある。

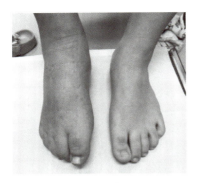

(a) 外観

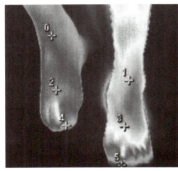

(b) サーモグラフィ
0：26.8℃，1：29.0℃

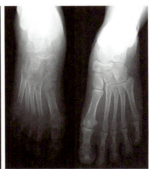

(c) X線

図1　症例経過2：足所見
(自験例)

5）精神的アプローチが有効なことがある（○）

　器質的要因だけではなく、精神的要因をもつ。痛みに対する誤った認知や破局的思考をもつことにより、患肢の不使用につながる。器質的アプローチと精神的アプローチを並行して行うことが重要である。

 複数の因子が関与してCRPSが発症していると考えられているため、治療法も多彩である！
　患者にあった治療法が選択されるべきである！

本症例のポイント

　CRPSは日常生活の改善や社会復帰することを治療目標に設定することが重要である。よって、機能回復のためにはリハビリテーションが中心になってくる。激しい痛みによってリハビリテーションができない場合には、痛みを緩和させる。

　痛みを緩和させる方法としては、薬物療法、神経ブロック、精神的アプローチなどさまざまな方法を用いる集学的治療が必要である。薬物療法としては炎症を伴う場合には非ステロイド性抗炎症薬（nonsteroidal anti-inflammatory drugs：NSAIDs）やステロイドを使用し、神経障害性疼痛の要素がある場合は抗てんかん薬や抗うつ薬などが効果的な可能性がある。神経ブロックは患者によっては感覚神経ブロックや交感神経ブロック、脊髄刺激療法が有用な場合がある。また、慢性期のCRPS患者や治療抵抗性の急性期CRPS患者は痛みに対する誤った認知や破局的思考により、患肢の不使用を来し痛みが増悪していることもある。患肢の不使用を来さないためには、器質的アプローチと並行して精神的アプローチを行うことが大切である。CRPSは複数の因子が関与して発症しているため、その患者の病態にそった治療法が選択されるべきである。

【文献】

1) 住谷昌彦，柴田政彦，眞下　節ほか．本邦のCRPS判定指標．眞下節，柴田政彦編．複合性局所疼痛症候群CRPS（complex regional pain syndrome）．東京：真興交易医書出版部；2009．p.70-8．
2) 田中　聡，川真田樹人．CRPS．川真田樹人編．痛み診療キーポイント．東京：文光堂；2014．p.107．
3) Brueh S. An update on the pathophysiology of complex regional pain syndrome. Anesthesiology 2010；113：713-25.
4) Haeden RN, Oaklander AL, Burton AW, et al. Complex regional pain syndrome：practical diagnostic and treatment guidelines, 4th edition. Pain Med 2013；14：10-229.

（城戸　晴規）

第Ⅱ章 ペインクリニック

10 有痛性糖尿病性神経障害

Key Words
有痛性糖尿病性神経障害
デュロキセチン
エパレルスタット
プレガバリン

症例経過 1

　65歳、男性、身長166 cm、体重64 kg。30年前から2型糖尿病と診断されていた。食事、運動療法も無効であり、薬物治療でも血糖コントロールが不良であった。5年前より、インスリン導入が行われた。3年前より、指の感覚低下を自覚していたが、数ヶ月前から痛みも随伴した。内科で有痛性糖尿病性神経障害の疑いがあるとしてペインクリニック科へ紹介受診となった。

設問

有痛性糖尿病性神経障害の特徴は何か。（○△×）をつけよ。
1）網膜症や腎症の前に発生することが多い
2）上肢主体に発生する
3）左右対称に症状が出現する
4）しびれが発生することが多い
5）アキレス腱反射の亢進

解説

1）網膜症や腎症の前に発生することが多い（○）
2）上肢主体に発生する（×）
　下肢主体に症状出現がみられる。
3）左右対称に症状が出現する（○）
　左右対称が特徴である。
4）しびれが発生することが多い（○）
　痛みだけでなくしびれを随伴する。
5）アキレス腱反射の亢進（×）
　アキレス腱反射は低下する。

有痛性糖尿病性神経障害は、「糖尿病網膜症」「糖尿病腎症」と並んで糖尿病の三大合併症といわれており、最も頻度が高く症状も早期に出現する。末梢神経が障害され、手足の先に痛みやしびれが生じる。

有痛性糖尿病性神経障害では末梢神経が障害され、手足に「ぴりぴり」「じんじん」といった痛みやしびれが左右対称に出現する。痛みやしびれなどの自覚症状がある人は約15％程度とされているが、自覚症状がない人も含めると30～40％と推定されている。糖尿病患者において頻度の高い合併症である。

糖尿病性ニューロパチーは、刺すような痛みや電撃痛といった深部痛や錯感覚・異常感覚の頻度が高く、灼熱痛やアロディニアの頻度は比較的少ない。また、痛みよりもしびれを訴える患者も多く、しびれが強い場合は痛みとして認識される。

有痛性糖尿病性神経障害の痛みは、両下肢にみられるのが特徴である。両側アキレス腱反射低下または内果での振動覚低下などがあり、診断に活用される。

有痛性糖尿病性神経障害は頻度が高く、比較的早期に症状が出現する！

■ 設 問 ■

本症例患者に最初に行うべき糖尿病性ニューロパチーの治療について、（○△×）をつけよ。

1）糖尿病治療
2）デュロキセチン内服
3）神経ブロック
4）エパレルスタット内服
5）トラマドール内服

1）糖尿病治療（○）
　ソルビトール蓄積を予防するためにも重要である。

```
三環系抗うつ薬（アミトリプチン・ノルトリプチン・イミプラミン）
Ca²⁺チャネルα₂δリガンド（プレガバリン・ガバペンチン）
セロトニン・ノルアドレナリン再取り込み阻害薬（デュロキセチン）
              ＋
       抗不整脈薬（メキシレチン）
       アルドース還元酵素阻害薬（エパレルスタット）

ワクシニアウイルス接種家兎皮膚抽出液含有製剤
（ノイロトロピン®）
トラマドール

麻薬性鎮痛薬
（フェンタニル，モルヒネ，オキシコドン，ブプレノルフィン）
```

図1　有痛性糖尿病性神経障害の薬物選択
〔日本ペインクリニック学会．神経障害性疼痛薬物療法ガイドライン作成ワーキンググループ編．神経障害性疼痛薬物療法ガイドライン（第2版）．東京：真興交易医書出版部；2016より一部改変引用〕

2）デュロキセチン内服（○）

治療の第一段階として、プレガバリンやエパレルスタットとともに推奨されている。

3）神経ブロック（×）

一般的には第一選択として行われないことが多い。

4）エパレルスタット内服（○）

アルドース還元酵素阻害薬として重要である。

5）トラマドール内服（×）

第一段階から使用することは稀である。

有痛性糖尿病性神経障害は糖尿病による毛細血管障害とソルビトール蓄積である。ゆえに、治療の第一は、糖尿病の治療となる。糖尿病の増悪を防ぐことで痛みの増悪は抑制できる。また、薬物治療は、第一選択薬である抗うつ薬やプレガバリンやガバペンチンに加えて、アルドース還元酵素阻害薬であるエパレルスタットが有効である（図1）。

糖尿病神経障害の原因の一つは、神経に原因物質であるソルビトールが蓄積することと考えられている。ソルビトールを産生しているのがアルドース還元酵素なので、「アルドース還元酵素阻害薬」でこの酵

素の働きを抑え、神経障害を予防する。

有痛性糖尿病性神経障害の薬物治療の前提として糖尿病の治療！

症例経過 2

　プレガバリン、デュロキセチン、エパレルスタット内服により、症状は一時改善した。糖尿病のコントロールも良好であったが、ぴりぴり、じんじんする痛みが増加してきた。ワクシニアウイルス接種家兎皮膚抽出液含有製剤の処方も有効ではなく、オピオイド処方が検討された。

■ 設　問 ■

オピオイド処方について正しいものは何か。（○△×）をつけよ。
  1 ）自動車の運転は許可してよい
  2 ）オピオイド処方の際に他人への譲渡を禁止する
  3 ）オピオイドの服用量は医師が決定する
  4 ）複数の医療施設でのオピオイド処方を禁止する
  5 ）オピオイド処方中止時の返却は不要である

1 ）自動車の運転は許可してよい（×）
　　日本ペインクリニック学会のガイドラインでは禁止されている。
2 ）オピオイド処方の際に他人への譲渡を禁止する（○）
3 ）オピオイドの服用量は医師が決定する（○）
4 ）複数の医療施設でのオピオイド処方を禁止する（○）
5 ）オピオイド処方中止時の返却は不要である（×）
　　日本ペインクリニック学会のガイドラインに明記されている。

　日本ペインクリニック学会が日本の医療保険システム、社会背景、文化などにあわせた"非がん性慢性［疼］痛に対するオピオイド鎮痛薬処方ガイドライン"を発表した。このガイドラインの主旨は「オピオイドを適正に使用して患者の痛みを緩和する」、「オピオイドの弊害

表1　有痛性糖尿病性神経障害の治療

1. 血糖コントロール
2. 薬物治療
3. 生活習慣指導とケア
   - フットケア
   - 禁酒・禁煙

から患者を守る」、「本邦におけるオピオイドの秩序を維持する」という3つの柱で構成されている。

また、有痛性糖尿病性神経障害の進行例では、下肢の気づかない感染や損傷なども起こりやすいので、フットケアが大切である。フットケアは足の観察や清潔維持を第一として、これらの感染や損傷のリスクを最小限化することを目的としている。

 非がん性慢性痛に対するオピオイド処方は注意を要する！
　有痛性糖尿病性神経障害の治療は、薬物だけでなくフットケアなども大切！

■■■ 本症例のポイント ■■■

① 有痛性糖尿病性神経障害は、腎症、眼症と並んで糖尿病の重篤な合併症である。
② 有痛性糖尿病性神経障害は、毛細血管障害とソルビトール蓄積による代謝による神経障害痛である。
③ 有痛性糖尿病性神経障害の治療には糖尿病コントロールが重要である（表1）。
④ 有痛性糖尿病性神経障害の薬物治療には通常の神経障害痛治療薬に加えエパレルスタットなどのアルドース還元酵素が有効である。

【文　献】

1) 堀田　饒．疼痛疾患．糖尿病性神経障害．小川節郎編．神経障害性疼痛診療ガイドブック．東京：南山堂；2010．
2) 柴田政彦．本邦における有痛性糖尿病性神経障害の実態調査．第2報．

日ぺ会誌 2012；19：360.
3) 日本ペインクリニック学会．神経障害性疼痛薬物療法ガイドライン作成ワーキンググループ編．神経障害性疼痛薬物療法ガイドライン（第2版）．東京：真興交易医書出版部；2016.
4) 日本ペインクリニック学会．非がん性慢性［疼］痛に対するオピオイド鎮痛薬処方ガイドライン作成ワーキンググループ編．非がん性慢性［疼］痛に対するオピオイド鎮痛薬処方ガイドライン．東京：真興交易医書出版部；2012.

　　　　　　　　　　　　　　　　（今城　幸裕、駒澤　伸泰、南　敏明）

第Ⅱ章 ペインクリニック

11 三叉神経痛の診断と治療

Key Words
三叉神経痛
カルバマゼピン
神経血管減圧術
ガッセル神経節ブロック

症例経過 1

　68歳、男性、身長160 cm、体重54 kg。来院1ヶ月前より右下顎のピリピリとした痛みを自覚し、近医歯科医院受診し、X線検査を施行するも歯科的異常はないと診断を受け、非ステロイド性抗炎症薬（nonsteroidal anti-inflammatory drugs：NSAIDs）を処方され帰宅した。3日後より症状増悪し、食事・洗顔・会話などもできないほどの電撃痛が出現し、救急外来受診。神経内科にてMRI検査を施行し小脳橋角部における三叉神経の上小脳動脈による圧迫を認め、三叉神経痛と診断された。

設問

典型的三叉神経痛の特徴は何か。（○△×）をつけよ。
1）部位としては第2枝が一番多い
2）安静時、夜間も痛みが持続する
3）カルバマゼピンは三叉神経痛の第一選択薬である
4）発作性の痛みが数秒～2分間持続する
5）併発する症状として嘔気・嘔吐・眩暈などが起こることがある

1）**部位としては第2枝が一番多い（○）**
　発症年齢は50代以降に多く、部位としては第2枝領域が多く次に第3枝となっている。

2）**安静時、夜間も痛みが持続する（×）**
　安静時痛・夜間時痛は出現しない。誘発による痛みのため、極力食事もとらず、口も開けず来院する患者が多い。

3）**カルバマゼピンは三叉神経痛の第一選択薬である（△）**
　カルバマゼピンは三叉神経痛の第一選択薬であるが、副作用の頻度

は高く軽症から重症なものまでさまざまである。

4）**発作性の痛みが数秒〜2分間持続する**（○）

発作痛は数秒から2分間程度と短い。

5）**併発する症状として嘔気・嘔吐・眩暈などが起こることがある**（×）

嘔気・嘔吐・眩暈が起こることはない。症候性の場合、中枢性の疾患も鑑別にいれなければならない。

典型的三叉神経痛は三叉神経が脳幹から出たところである小脳橋角部で血管によって圧迫されて起こる痛みである。50歳以上に多く、好発部位としては第2枝、第3枝の順に多い。症状は特徴的であり、数秒〜2分間程度の電撃痛が発作的に起こる。トリガーとしては洗顔・歯磨き・会話・食事などがあり、軽く触れるだけでも誘発する。発作痛が強く、日常生活が著しく障害されるが夜間痛はないため睡眠障害が起こることは少ない。

三叉神経痛の痛みは激烈であり、日常生活に多くの支障がでる！
そのため、迅速な診断・鑑別・治療が要求される！

症例経過 2

カルバマゼピン 200 mg/day が処方された。内服開始するも症状軽快なく、カルバマゼピン 800 mg/day まで増量するも改善乏しいため、ペインクリニック科紹介受診となった。患者は、カルバマゼピンの副作用に苦しんでいる。

設問

カルバマゼピンの副作用として起こりうるものは何か。（○△×）をつけよ。

1）眠気
2）眩暈
3）ふらつき
4）肝障害

5）呼吸抑制

1）眠気（○）
2）眩暈（○）
3）ふらつき（○）
　1）2）3）：カルバマゼピンの副作用として頻度が高い。
4）肝障害（△）
　カルバマゼピンの副作用として頻度が低い。
5）呼吸抑制（×）
　オピオイドの副作用として多いが、カルバマゼピンでは通常起こらない。

　薬物療法として、カルバマゼピンが第一選択薬となるが、副作用として眠気・眩暈・ふらつきなどの頻度が高い。また稀ではあるが、重篤な皮疹・肝障害・顆粒球減少などを起こすことがあるため、定期的な血液検査が必要である。

---- 設　問 ----

本症例患者の今後の治療について、（○△×）をつけよ。
　　1）高周波熱凝固
　　2）神経血管減圧術
　　3）ガッセル神経節ブロック
　　4）ガンマナイフ
　　5）他の薬物との併用療法

1）高周波熱凝固（○）
　超音波で安全に行うことができ、高周波熱凝固による比較的長期間の除痛も期待できる。
2）神経血管減圧術（○）
　唯一の根治治療である。そのため若年者には選択肢となり、疼痛消失率は80〜95％、再発率は5〜10％である。

表1 薬物抵抗性の三叉神経痛に対する治療法

	神経ブロック	手術療法	ガンマナイフ
利　点	高齢者でも施行でき，除痛効果も高い．高周波熱凝固を行うことで，アルコールを使用するよりも副作用は少ない．	根治治療であり，再発率も低い．	非侵襲的治療であり，高齢者にも可能である．
欠　点	疼痛部位の知覚の低下がみられる．完治することはない．	全身麻酔が必要であり，高齢者には困難である．	効果発現までが長く，顔面の知覚低下を認めることがある．
再発率	平均4〜5年の除痛効果がある．	5〜10％	20〜30％（3〜5年間）

3）ガッセル神経節ブロック（○）

すべての部位の三叉神経痛に対して有効である。オトガイ神経ブロック同様、高周波熱凝固を行うことで、長期間の除痛が可能である。

4）ガンマナイフ（△）

全身麻酔のリスクのある患者に対して考慮されるが第一選択となるかどうかは疑問である。

5）他の薬物との併用療法（○）

バクロフェン・ラモトリギン・ガバペンチン・フェニトイン・バルプロ酸ナトリウム・漢方薬なども治療薬として用いられることがある。

薬物抵抗性の三叉神経痛に対しては「神経ブロック」「手術療法」「定位放射線治療（ガンマナイフ）」が挙げられる（表1）。

薬物抵抗性の三叉神経痛の治療に対しては、上記の3種類がある！どれも特徴があるため、患者にあった治療方法を選択することが大切である！

■■■本症例のポイント■■■

　三叉神経痛は、三叉神経の支配領域に食事・会話・歯磨きなどがきっかけで起こる片側の電撃様疼痛が特徴である。原因は、特発性と症候性に分類される、多くは特発性とされその原因は血管の圧迫によるものと考えられている。前述したように、三叉神経痛患者は著しくADLが低下することが多いため、迅速かつ正確な診断が求められる。

　治療としては、カルバマゼピンが第一選択薬となるが、無効な場合や副作用が強い場合は、神経ブロック・手術療法・ガンマナイフが選択される。各治療に対してメリット・デメリットが存在するため、その患者に適した治療を選択することが重要である。

【文　献】

1) 樋口比登実編．症例から学ぶ戦略的慢性疼痛治療．東京：南山堂；2013．
2) 大瀬戸清茂監．ペインクリニック診断・治療ガイド（第5版）．東京：日本医事新報社；2013．
3) 日本頭痛学会・国際頭痛分類委員会訳．国際頭痛分類（第2版）（ICHD-Ⅱ）．東京：医学書院；2004．
4) 日本神経治療学会治療指針作成委員会編．標準的神経治療：三叉神経痛．神経治療 2010；27．
5) Dhople AA, Adams JR, Maggio WW, et al. Long-term outcomes of Gamma Knife radiosurgery for classic trigeminal neuralgia：implications of treatment and critical review of the literature Clinical article. J Neurosurg 2009；1111：351-8.
6) Jorns TP, Zakrzewska JM. Evidence-based approach to the medical management of trigeminal neuralgia. Br J Neurosurg 2007；21：253-61.

（石尾　純一、駒澤　伸泰、南　敏明）

第Ⅱ章 ペインクリニック

12 帯状疱疹・帯状疱疹後神経痛の診断と治療

Key Words
帯状疱疹
帯状疱疹後神経痛
神経障害性疼痛

症例経過 1

　70歳、男性、身長168 cm、体重62 kg。左胸部の帯状疱疹に伴う激しい痛みがあり、疼痛コントロールを目的に皮膚科から紹介された。左胸部の痛みは10日前から生じており皮疹に気づいたのは1週間前であった。4日前に皮膚科を受診し抗ウイルス薬の点滴治療を行うため入院していたが、痛みが強く夜も眠れなかったため痛みのコントロールを目的に皮膚科からペインクリニック科外来へ紹介受診となった。

設問

帯状疱疹について正しいものは何か。（○×△）をつけよ。
1）ウイルスの急性感染により生じる
2）好発年齢は80歳代である
3）男性に多い
4）両側性に生じることが多い
5）皮疹は皮膚分節にそって生じる

1）ウイルスの急性感染により生じる（×）
　水痘-帯状疱疹ウイルスの初回感染によるものではなく、知覚神経節に潜伏していたウイルスの再活性化により生じる。
2）好発年齢は80歳代である（×）
　好発年齢は60歳代、70歳代である。
3）男性に多い（×）
　女性に多い。
4）両側性に生じることが多い（×）
　両側性に生じることは稀であり、通常は片側性に生じる。

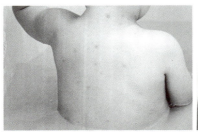
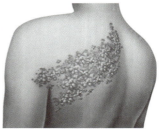

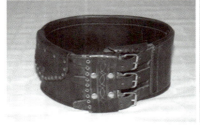
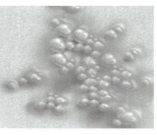

(a) variccela：水痘　　　(b) zoster：帯状疱疹

(c) zoster：ギリシャ語で"帯"　　　(d) herpes：疱疹

図1　水痘と帯状疱疹

〔(a) Building a better worldnews. http://www.babwnews.com/2015/08/chicken pox-cases-plummet-thanks-to-new-vaccine/（2017年12月閲覧）．(b) Health. shingles. http://www.health.com/shingles/（2017年12月閲覧）．(c) BIGFOOT GUNBELTS. zoster. http://gunbelts.com/blog/history-of-the-leather-belt/（2017年12月閲覧）．(d) http://www.skinsheen.com http://www.skinsheen.com/skin-what-are-sure-shot-signs-of-herpes-784.aspx（2017年12月閲覧）より引用〕

5）皮疹は皮膚分節にそって生じる（○）

神経支配に一致した皮膚分節にそって生じる。

幼少期に水痘-帯状疱疹ウイルス（variccella zoster virus：VZV）に感染すると水痘（みずぼうそう）を発症する。VZVは感染後に感覚神経節に潜伏している。帯状疱疹は潜伏していたVZVが数十年経過してからストレスや疲労などを契機に再活性化し、神経線維や皮膚に炎症を起こすことで生じる[1]。

水痘（図1-a）は英語でvariccella、帯状疱疹（図1-b）はzosterである。Zosterはギリシャ語で"帯"という意味ももっており、古代ギリシャ人が身につけていた革製のベルトが語源になっているという説

がある（図1-c）。ヘルペス（herpes）の日本語訳は"疱疹（図1-d）"で、VZVと同じヘルペスウイルス科に属する単純ヘルペスウイルスはherpes simplex virus（HSV）と表記される。

　一般的に"帯状疱疹後神経痛"は英語でpost herpetic neuralgia（PHN）である。これを直訳すると"疱疹後神経痛"となるため、VZVだけでなくその他のヘルペスウイルス（herpes virus）による疱疹後の痛みにも当てはまることになる。

　ペインクリニック領域では、帯状疱疹後神経痛（PHN）はVZVにより発症した帯状疱疹（zoster）が治癒した後も長期間にわたり残存している痛みに対して用いられるものであり、単純ヘルペスウイルス（HSV）により生じた単純疱疹（herpes）に関連する痛みには用いられない。

痛みの治療を始める前に帯状疱疹の概念や用語を理解しておこう！

症例経過2

　皮膚科からは痛み止めとしてアセトアミノフェン3,600 mg/dayが処方されていた。入院時の激しい痛みは軽減したが、現在も痛みが残っておりさらなる除痛を希望している。
　皮疹の位置を（図2）に示す。

■■■ 設　問 ■■■

この時点で帯状疱疹痛の診断に必要な所見として正しいものは何か。（○△×）をつけよ。
　　1）確定診断には血清検査が有用である
　　2）皮疹部の皮膚生検を行う
　　3）既往歴を確認する
　　4）皮疹部の知覚を確認する
　　5）どんな痛みであるかを聞く

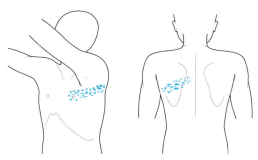

図2　症例経過2：皮疹の位置

1）確定診断には血清検査が有用である（○）
　VZVによる帯状疱疹の確定診断に血清検査は有用であり、ペア血清で血清抗体価が上昇する。
2）皮疹部の皮膚生検を行う（×）
　皮疹の形状で判断できるため、侵襲を伴う皮膚生検は不要である。
3）既往歴を確認する（○）
　糖尿病、ステロイドの長期使用、化学療法を受けているなど免疫不全の要素がある患者は帯状疱疹に罹患しやすい。
4）皮疹部の知覚を確認する（○）
　重症例では温痛覚の低下など神経障害が疑われるため、健側と比較して近く低下がないかを確認する。
5）どんな痛みであるかを聞く（○）
　発症早期における帯状疱疹痛の性質は鋭い痛みであり、時に電気が走るような痛み（電撃痛）を伴う。また、入眠後に激しい痛みにより覚醒することもある。

　一般的に帯状疱疹に先行する痛み、皮疹と同時に発生している痛みを帯状疱疹痛と呼ぶ。発症から1ヶ月以上経過して、皮疹消失後も残存する痛みは帯状疱疹後神経痛（PHN）と呼ばれる。これらを併せて帯状疱疹関連痛という。
　帯状疱疹の確定診断には血清学的検査は有用であるが、ペア血清を

用いる場合は発症早期（発症から4〜5日）と回復期に採血が必要となり煩雑であるため一般的にはあまり行われていない[2]。

帯状疱疹の好発部位は胸部・顔面・四肢であり、特に顔面では三叉神経第1枝領域が多い。

 帯状疱疹痛は臨床所見で診断するため、病歴の詳細な聴取と帯状疱疹関連痛に特徴的な身体所見を確認しよう！

症例経過3

患者は腰部脊柱管狭窄症の既往がありリマプロストアルファデクス（オパルモン®）を内服していた。3週間ほど前に疲労が蓄積して感冒症状を生じていた。血液生化学検査で特に異常はない。皮膚科の主治医からは「麻酔科で痛み止めの注射をしてもらいましょう」と説明を受けたが、注射は痛くて怖いのでできることならしたくないと訴えている。

■ 設 問 ■

疼痛コントロールの方針として正しいものは何か。（○×△）をつけよ。
1）胸部硬膜外ブロックを勧める
2）星状神経節ブロック（SGB）を勧める
3）非ステロイド性抗炎症薬（NSAIDs）の投与
4）低反応レベルレーザー（Xe）による温熱療法
5）プレガバリン（リリカ®）の投与

 1）胸部硬膜外ブロックを勧める（×）
抗凝固薬の休薬期間が不十分であるため中枢神経系のブロックは避けるべきである。また、患者が神経ブロックに恐怖心を抱いているため、患者を説得して勧めてはいけない。

2）SGBを勧める（×）
星状神経節ブロック（stellate ganglion block：SGB）も出血の危険性を伴うため患者を説得して勧めてはいけない。

3）NSAIDs の投与（○）

急性期に非ステロイド性抗炎症薬（nonsteroidal anti-inflammatory drugs：NSAIDs）は有効である。

4）低反応レベルレーザー（Xe）による温熱療法（△）

キセノン（Xe）による低反応レーザーは非侵襲的であり痛みの軽減を得られる症例もある。ただし、科学的に有効性を検証した質の高いデータは存在しない。

5）プレガバリン（リリカ®）の投与（△）

帯状疱疹痛に対するプレガバリンによる鎮痛効果の有効性を科学的に検証した質の高いデータは少ないが、痛みの軽減を得られる症例もある。

神経ブロックは帯状疱疹の根治療法でないことを強調しておく。本疾患は VZV の再活性による炎症性疾患であり根治療法は抗ウイルス薬による薬物療法である。

ペインクリニックにおける帯状疱疹関連痛に対する治療の目的は、早期に除痛を図ることにより QOL を改善させることや PHN への移行を予防することである[3]。神経ブロックが非常に有効な鎮痛手段であることに疑いの余地はない。しかし、時に重篤な合併症を生じることもあるため安全性にも十分な注意をはらう必要がある。

本症例は、抗血小板薬（オパルモン®）を内服しており出血のリスクが高い。また、患者本人が神経ブロックに恐怖心を抱いていることから、患者を説得して神経ブロックを押し進めるような"ブロックの押し売り"は慎むべきである。標準的な治療としてまずは薬物療法を選択する。まずアセトアミノフェンや NSAIDs などの鎮痛薬を投与する。これらで効果が得られない場合はプレガバリン（リリカ®）などの鎮痛補助薬の追加投与も考慮する。プレガバリンは神経障害性疼痛に有効であるという理由から臨床では初期段階からプレガバリンを使用するケースも多い。

低侵襲な低反応レーザーによる温熱療法は患者の希望にそった除痛方法の一つである。鎮痛が不十分であればその時点で神経ブロックの利点と欠点を十分に説明して、患者の理解と同意を得てから神経ブ

ロックを行うべきである。

 帯状疱疹痛の重症度や患者背景を考慮して鎮痛方法を選択しよう！

症例経過 4

初診時はアセトアミノフェンの増量とNSAIDsの追加投与を行い神経ブロックは行わなかった。3日後に再び診察したところ、痛みは軽減したが電撃痛が夜間に数回発生しており眠れない日もあったようである。患者は前回の診察時とは異なり神経ブロックによるさらなる除痛を希望している。オパルモンは3日前から休薬の指示を出している。

■■■ 設 問 ■■■

最も有効な神経ブロックは何か。（○×△）をつけよ。

1）SGB
2）胸部硬膜外ブロック
3）透視下胸部神経根ブロック
4）超音波ガイド下胸部傍脊椎腔ブロック
5）1)〜4)のすべて

 1）SGB（×〜△）

近年、帯状疱疹痛に対するSGBの有効性は疑問視されている。しかし、日本においては歴史的にSGBが数多く行われてきたこともあり、臨床レベルでは有効とされる症例も存在するようである。

2）胸部硬膜外ブロック（○）

ステロイド剤を用いた胸部硬膜外ブロックは最も有効なブロックの一つである。入院患者であれば持続硬膜外ブロックも可能である。

3）透視下胸部神経根ブロック（×〜△）

罹患した神経線維にステロイド剤を確実に投与できれば有効であると思われる。しかし、技術的に難易度が高いため熟練者でなければ鎮痛効果を得られない。

4）超音波ガイド下胸部傍脊椎腔ブロック（△）

胸部傍脊椎腔から硬膜外腔へステロイド剤を投与することができれば有効であると思われる。超音波診断装置を用いればベッドサイドで施行可能であるが難易度は高い。

5）1)～4) のすべて（△）

硬膜外ブロック以外は、その鎮痛効果を科学的に検証したデータは少ないが、臨床レベルではいずれの方法でも鎮痛効果を得られる症例もある。

歴史的に上胸部（Th3 以上）の帯状疱疹痛に対して SGB は積極的に行われていた。本症例は Th3～4 の帯状疱疹であるため SGB を選択する医師も多いと思われる。しかし、急性期の帯状疱疹痛に対する有効性を支持する質の高いデータは少ない[1]。

ステロイド剤を用いた硬膜外ブロックにより発症から1ケ月後の痛みを抑えられるという質の高いデータがあり、本症例に胸部硬膜外ブロックは有用である[4]。

理論的には、透視装置を用いて罹患した神経線維を的確に同定し、その神経線維の周囲にステロイドを注入することのできる胸部神経根ブロックは非常に有効である。ただし、ベッドサイドでは施行できない。また、手技の難易度が高いため不特定多数の医師を対象とすると再現性の高い手技とはいえない。

超音波ガイド下胸部傍脊椎腔ブロックの難易度は高いがベッドサイドで施行可能である。個人的には胸部帯状疱疹関連痛には超音波ガイド下胸部傍脊椎腔ブロックを第一選択としている。

現状では各種神経ブロックを客観的に直接比較したデータは存在しないため、どの神経ブロックが最も有効であるかは不明である。

安全性が担保されることを前提として、担当医が患者の痛みを最も改善できると考えられる神経ブロック方法を選択すればよい。

どの神経ブロックを選択するかは、各施設における歴史的背景や使用可能な医療機器、担当医の経験や考え方に委ねられる！

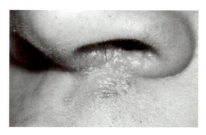

図 3　症例経過 5
〔Healthhype. http://www.healthhype.com/5-signs-of-herpes-oral-and-genital-first-symptoms-pictures.html（2017 年 12 月閲覧）より引用〕

症例経過 5

　薬物療法、神経ブロックにより患者の痛みはほぼ消失した。しかし、発症から 2 ケ月後に再診したところ、左胸部の皮疹に一致した痒みが気になる様子であった。また、右鼻に帯状疱疹が再発したと訴えている（図 3）。

■ 設　問 ■

この時点の判断で正しいものは何か。（○×△）をつけよ。
　　1）痒みは帯状疱疹後神経痛（PHN）ではない
　　2）発症から 3 ケ月以内のため PHN ではない
　　3）痒みの症状に神経ブロックが著効する
　　4）右鼻の疱疹は帯状疱疹の再発である
　　5）ワクチンの接種は再発予防に有効である

1）痒みは PHN ではない（×）
　　末梢神経障害による痒みや不快感なども PHN に含まれる。
2）発症から 3 ケ月以内のため PHN ではない（×）
　　PHN は発症からの期間で明確に区別されてはいない。
3）痒みの症状に神経ブロックが著効する（×）
　　神経ブロックにより症状の軽減がみられる場合もあるが、PHN に対する神経ブロックの明らかな有効性は示されていない。

4）右鼻の疱疹は帯状疱疹の再発である（×）

　皮疹の形状が鼻唇溝に限局されているため単純疱疹の可能性が高い。帯状疱疹が1年以内に再発することは極めて稀である。

5）ワクチンの接種は再発予防に有効である（○）

　VZVワクチンの接種は発症予防に有効である。

　PHNが発生する機序はいまだに不明である。動物モデルを用いた解析ではVZVによる強い炎症が末梢神経障害を引き起こした結果、PHNへ移行することが示されている[5]。帯状疱疹発症時の知覚神経障害の重症度によって、激しい痛みが残る症例から痒みや軽度の違和感が残る程度の症例など、その症状はさまざまである。

　PHNは帯状疱疹発症からの時期で明確に区別することはできない。PHNの症状は末梢神経障害によるものであるため、神経障害性疼痛として治療を行えばよい。具体的にはプレガバリン、三環系抗うつ薬などの薬物療法を選択する。

　残念ながら、PHNに対する神経ブロックの有効性を示す質の高いデータはほとんどない。

　帯状疱疹は発症から1年以内に再発することは極めて稀である。口唇ヘルペスなどの単純疱疹は再発を繰り返すことが多い。

　VZVワクチンの接種により帯状疱疹の発生率やPHNへの移行率が減少するという報告がある。現在、日本でもワクチン接種は可能となり注目を集めている[6]。

PHNは末梢神経障害が原因であるため難治性であることが多い！
**　PHNの発症を防ぐには、抗ウイルス薬による早期治療や急性期の痛みを抑制することが必要である！**
**　ワクチンによる予防効果も期待できる！**

■■■ **本症例のポイント** ■■■

　帯状疱疹、PHN は症例ごとに患者背景や重症度が異なるため、安全性と有効性のバランスを考慮して薬物療法や神経ブロックを選択することが肝要である。

　私見であるが、ペインクリニシャンは神経ブロックを好む傾向にあると感じている。しかし、本症例のように出血のリスクがあり患者が神経ブロックを好まない場合は、たとえ神経ブロックにより鎮痛効果が得られるとしても行うべきではない。

【文　献】

1) 日本ペインクリニック学会治療指針検討委員会編．ペインクリニック治療指針（改訂第 5 版）．東京：真興交易医書出版部；2016．
2) 大瀬戸清茂監．帯状疱疹と帯状疱疹後神経痛．ペインクリニック診断・治療ガイド．東京：日本医事新報社；2013．p.61-9．
3) 小川節郎編著．帯状疱疹, 帯状疱疹後神経痛．ペインクリニシャンのための新キーワード 135．東京：真興交易医書出版部；2014．p.77-9．
4) van Wijck AJ, Opstelten W, Moons KG, et al. The PINE study of epidural steroids and local anaesthetics to prevent postherpetic neuralgia：a randomised controlled trial. Lancet 2006；21：367：219-24.
5) 倉石　泰．帯状疱疹後神経痛の痛みの機序．ペインクリニック 2014；35：225-32．
6) Oxman MN, Levin MJ, Johnson GR, et al. A vaccine to prevent herpes zoster and postherpetic neuralgia in older adult. N Engl J Med 2005；352：2271-84．

（金　史信）

第Ⅲ章 緩和医療

13 緩和医療の基本的考え方

包括的疼痛評価
オピオイド
嘔気
便秘

症例経過 1

62歳、男性。1年前に、胸部異常影から肺がんを疑われ、気管支鏡で肺腺がんと診断された。全身検索で脳転移も認められたため、病巣に対しサイバーナイフが施行された。6ヶ月前に、背部痛および右下肢痛が出現した。化学療法が計画されているが、非ステロイド性抗炎症薬(nonsteroidal anti-inflammatory drugs：NSAIDs) 内服では痛みのコントロールは不良であり、日常生活に大きな支障があった。痛みのコントロール目的に緩和ケアチームにコンサルテーションが行われた。患者の希望は痛みからの解放と日常生活動作の回復である。

設 問

痛みのコントロールにおいて、この時点で行うべき対応は何か。(○△×)をつけよ。

1）痛みの性状を問診する
2）痛みの場所を問診する
3）全身のCT検査を行う
4）非ステロイド性抗炎症薬（NSAIDs）の使用は中止する
5）オキシコドン内服を開始する

1）痛みの性状を問診する（○）
2）痛みの場所を問診する（○）
　1）2）：部位と性状、程度を把握することが、あらゆる痛み治療の基本である。

3）全身のCT検査を行う（○）
　痛みの全身評価は重要である。

図1 緩和医療における痛み治療のアプローチ

4）NSAIDs の使用は中止する（×）
5）オキシコドン内服を開始する（○）
　4）5）：世界保健機構（WHO）の三段階除痛ラダーではオピオイドを開始しても、NSAIDs 継続投与が大切である。

　がん性痛のコントロールは、患者が前向きに積極的治療を受けるためにも重要である。

　がん性痛による痛み治療を開始する前には、痛みの性状や部位を把握する必要がある。なぜならがん性痛は腫瘍の浸潤により侵害受容痛と神経障害痛が混在しているからである。さらに、痛みは身体的なものに限らず、精神的、社会的要素により修飾される。包括的疼痛評価には、全人的評価、希望、好みなどを含めた評価が含まれる。そのうえで、腫瘍の進展と痛みの部位を把握するための、全身 CT 検査などの疼痛評価が重要である（図1）。

　がん性痛管理にオピオイドを利用する場合、徐放性製剤による基本処方に加えて、突出痛に対する即効製剤（臨時追加投与またはレスキュードーズ）を組み合わせて投与するのが一般的である。

　"WHO のがん疼痛治療法"、"全人的苦痛の概念"、"WHO の三段階除痛ラダー" に習熟しておく必要がある（表1、2、図2、3）。

がんによる痛みの評価は「包括的疼痛評価」と全身評価が重要！

表1　WHO がん疼痛治療法

がん疼痛治療の目標	第1目標：痛みに妨げられない夜間の睡眠時間の確保 第2目標：安静時の痛みの消失 第3目標：体動時の痛みの消失
鎮痛薬使用の5原則	1. 経口的に（by the mouth） 2. 時刻を決めて規則正しく（by the clock） 3. 除痛ラダーにそって効力の順に（by the ladder） 4. 患者ごとの個別の量で（for the individual） 5. そのうえで細かい配慮を（with attention to detail）

〔日本緩和医療学会．がん疼痛の薬物療法に関するガイドライン（2010年版）．東京：金原出版；2010 より改変引用〕

表2　オピオイド治療の基本

① 痛み治療の目標を定める
　（何をできるようになりたいか）
② 経口摂取ができるか，呼吸困難があるか，腎機能障害があるかで
　オピオイド選択を行う
③ レスキュー準備とオピオイド副作用対策を綿密に行うことが大切

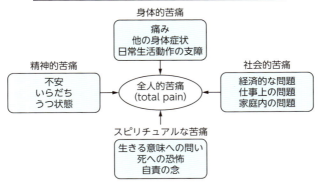

図2　全人的苦痛（total pain）として理解
(WHO Collaborating Center for Palliative Cancer Care. Looking forward to Cancer Pain Relief for All. CBC Oxford；1997. p.21 より一部改変引用)

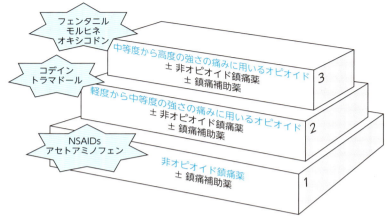

図3 WHO三段階除痛ラダー
〔日本緩和医療学会．がん疼痛の薬物療法に関するガイドライン（2010年版）．東京：金原出版；2010より改変引用〕

症例経過 2

　全身CT検査により、多発肺転移のほかに、大腿骨および第12胸椎の骨転移が発見され、下肢痛の原因と考えられた。下肢のしびれなどはなかった。エトドラク400 mg/dayに加えて、オキシコドン20 mg/dayが処方され、レスキューとしてオキシコドン速放錠2.5 mg/回が処方された。オピオイド処方後、痛みは自制内となったが、患者は、耐え難い嘔気を訴えた。嘔気は体動や食事感覚と関係なく発生している。

■■■ 設　問 ■■■

処方として適切なものは何か。（○△×）をつけよ。
1）クエチアピン処方
2）ハロペリドール処方
3）プロクロルペラジン処方
4）リスペリドン処方
5）オピオイド減量

1）クエチアピン処方（△）
　日本における適応は統合失調症であるが、化学療法中の嘔気にも使用されることがある。
2）ハロペリドール処方（○）
3）プロクロルペラジン処方（○）
　2) 3)：ドパミン受容体拮抗薬がオピオイドによる嘔気に対する第一選択である。
4）リスペリドン処方（△）
　リスペリドンなどの抗精神病薬はオピオイドによる嘔気に対する第二選択である。
5）オピオイド減量（×）
　痛みのコントロールがされていている場合、減量をすべきでない。

　嘔気や嘔吐は、オピオイドが延髄化学受容器引き金帯（chemoreceptor trigger zone：CTZ）に豊富に発現しているμ受容体を刺激することにより起こる。
　便秘とは異なり、オピオイドによる嘔気は1〜2週間で耐性が形成されることが多い。腸管運動抑制による消化管原性による嘔気が鑑別できた場合、下記のように制吐薬が推奨されている。
　第一選択：ドパミン受容体拮抗薬、ドロペリドール、ハロペリドール、プロクラルペラジン
　第二選択：抗精神病薬、リスペリドン
　しかし、ドパミン受容体拮抗薬の合併症として錐体外路症状があるため、投与期間は1〜2週間と限定することが望ましい。
　また、前庭器に発現しているμ受容体を刺激することによりヒスタミン遊離が起き、遊離されたヒスタミンが、CTZおよび嘔吐中枢を刺激することでも起こる。嘔気の原因を考慮しながら、処方することが大切である。

オピオイドによる嘔気は1〜2週間で耐性が形成されるため、ドパミン受容体拮抗薬処方が有効である！
　ドパミン受容体拮抗薬による錐体外路障害には要注意である！

症例経過3

　患者は、定期的に薬物内服を行い、痛みの程度の numeric rating scale (NRS)で1〜2とコントロールは良好であった。オピオイド開始3日後から、強度の便秘と腹部膨満感が出現した。

==== 設　問 ====

この時点で行うべき対応は何か。（○△×）をつけよ。
1）マグネシウム内服
2）センノシド内服
3）大建中湯内服
4）ナルデメジン内服
5）オピオイドの減量

1）マグネシウム内服（○）
2）センノシド内服（○）
3）大建中湯内服（○）

　1）2）3）：マグネシウム製剤、センノシド内服が一般的だが、大建中湯も便秘解除に有効である。

4）ナルデメジン内服（○）
　スインプロイク®はオピオイド誘発性便秘に対する新規薬物であり、有効性が期待される。

5）オピオイドの減量（×）
　オピオイドの減量では痛み治療に弊害が生じる。

 オピオイドによる主要な合併症に嘔気、便秘がある。この中で、便秘には耐性が生じないため、オピオイド処方時からの緩下剤処方が重

要である。オピオイド治療と対照的に、硬膜外鎮痛では腸管運動が亢進される。

　また、近年オピオイド誘発性便秘症に対するナルデメジンは、腸管のオピオイドμ受容体をブロックして、オピオイドの結合を阻害し、便秘を改善する。選択肢の一つとして今後のエビデンス蓄積が期待される。

 オピオイドによる便秘には耐性ができないため、継続的な緩下剤処方が重要である！

本症例のポイント

　オピオイドの感受性と副作用の発現は個人により大きな差がある。一度副作用を強く経験したケースにおいては、患者のアドヒアランスとコンプライアンスが悪化することも多いため、オピオイド処方と副作用に対するインフォームドコンセントが必要である。

　特に、便秘と嘔気はオピオイド処方に随伴する主要な合併症であり、その対策はオピオイド処方とともに開始すべきである。

　また、脊椎転移は、進行がん患者でしばしばみられる合併症であり、下肢麻痺などの合併症を抑制するために、放射線治療や緊急手術の適応ともなるoncologic emergencyである。患者の下肢症状などに継続的な注意が必要である。

【文　献】

1) Gonzales GR. The impact of a comprehensive evaluation in the management of cancer pain. Pain 1991 ; 47 : 141-4.
2) Mercadante S. Breakthrough pain in oncology : a longitudinal study. J Pain Symptom Manage 2010 ; 40 : 183-90.
3) Ben-Aharon I. Interventions for alleviating cancer-related dyspnea : a systematic review. J Clin Oncol 2008 ; 26 : 2396-404.

（駒澤　伸泰、池垣　淳一）

第Ⅲ章 緩和医療

14 骨転移痛への対応

Key Words
骨転移痛
ゾレドロン酸
せん妄
抗精神病薬

症例経過 1

　86歳、男性、身長170 cm、体重58 kg。1年前に、右下腿に疼くような痛みが出現した。腰痛のため通院していた近医整形外科を受診したが、問題ないとのことで経過観察していた。半年前に、痛みに加えて腫脹の出現も認め、当院を受診した。画像検査で、腎がん疑い、転移性骨腫瘍疑いと診断された。2ケ月前に、切開生検術にて腎盂がんを原発とする転移性骨腫瘍の疑いとなった。右脛骨の転移部は病的骨折を来しており、シーネ固定されていたが、歩行は不可能であった。腎盂がんの予後は数ケ月と見積もられた。

　泌尿器科でオキシコドン 30 mg/day が処方されていたが、体動時の痛みはとれず、浮揚感やせん妄などにより中止となった。積極的治療の適応はないため、best supportive care の方針となり、当院緩和ケア内科へ紹介受診となった。患者の希望は、痛みからの解放と自力での歩行である。

■設　問■

この時点で行うべき対応は何か。（○△×）をつけよ。

1）痛みの性状の把握
2）痛みの部位の把握
3）痛みの程度の把握
4）オピオイドスイッチング
5）プレガバリン処方

1）痛みの性状の把握（○）
2）痛みの部位の把握（○）
3）痛みの程度の把握（○）

1）2）3）：痛みの性状（侵害受容痛か神経障害痛か）、痛みの部位、そして痛みの程度（体動時か安静時かなど）を把握することは基本である。包括的疼痛評価はすべての基本である。

4）オピオイドスイッチング（△）

オピオイドの副作用回避のためにオピオイドスイッチングも有効である。

5）プレガバリン処方（×）

痛みの性状も把握できない時点で処方することは、傾眠や浮動性眩暈などの合併症をまねく。

がん性痛管理にオピオイドを利用する場合、徐放性製剤による基本処方に加えて、突出痛に対する即効製剤（臨時追加投与またはレスキュードーズ）を組み合わせて投与するのが一般的である。しかしながら、この基本的な投与法によっても、体動時特に四肢の荷重部位の痛みを軽減させることは難しい。完全に体動痛をとることにより、安静時に相対的にオピオイドが過量となり、眠気、便秘、嘔気などの諸症状を来すことも多い。

骨転移痛に対する鎮痛は難しく、まずは包括的疼痛評価を行う！

症例経過 2

転棟時は、エトドラク 400 mg/day にて安静時の numeric rating scale（NRS）は 2〜3 であったが、体動時は NRS 8〜10 であり荷重時に著明であった。ぴりぴり、じんじんする痛みはなかった。

■■ 設　問 ■■

この時点で行うべき対応は何か。（○△×）をつけよ。

1）アセトアミノフェンの追加
2）ゾレドロン酸の投与
3）神経ブロックの検討

4）放射線治療
5）装具の依頼

1）アセトアミノフェンの追加（○）
　局在のはっきりした体性痛に追加してもよい。非ステロイド性抗炎症薬（nonsteroidal anti-inflammatory drugs：NSAIDs）と併用可能である。
2）ゾレドロン酸の投与（○）
　骨転移痛除去に有効である。
3）神経ブロックの検討（△）
　有効な可能性もあるが、運動神経麻痺もあり第一選択ではない。
4）放射線治療（○）
　放射線照射により痛みが軽減することが知られている。
5）装具の依頼（○）
　装具装着により、骨転移部に荷重を加えないような訓練も重要である。骨転移部に荷重を加えない歩行法などの訓練も必要である。

　骨転移痛は、さまざまな種類の痛みが混在していることが多く、処方の前には包括的な評価が必要である。局在のはっきりした体性痛は多く、NSAIDsやアセトアミノフェンは基本的な処方に加えるべきである（図1）。さらに放射線治療なども痛み治療に有効性が示されており、理学療法も重要であり、集学的治療が有効である。体動時痛除去のために、体動前にオピオイドのレスキュー内服も選択肢となる。
　ゾレドロン酸やデノスマブにはがん細胞増殖を抑制する作用はないが、骨破壊抑制作用があるため、間接的な鎮痛効果も期待できる。同様に放射線照射によっても一時的に浸潤が抑制され鎮痛効果を発揮することもある。

骨転移痛の治療は、理学療法も重要な選択肢である！

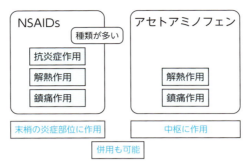

図1 NSAIDs，アセトアミノフェンの併用も可能

症例経過 3

その後、患者には放射線治療と装具装着が行われ、アセトアミノフェン 2,000 mg/day とエトドラク 400 mg/day で痛みのコントロールは良好であった。オキシコドンも 10 mg/day に減量でき患者は在宅移行が可能となった。腎がんの増大により腹部痛が増大し、オキシコドン 30 mg/day への増量を行った。痛みのコントロールは良好であり、嘔気や便秘などの副作用もコントロール可能であったが不眠を訴えたため、ベンゾジアゼピン系薬物であるゾピクロンを処方した。夜間トイレへいったのち、部屋を間違えるなど、見当識障害もみられる。

■■ 設 問 ■■

せん妄のリスクとなる項目は何か。（○△×）をつけよ。

1）低カルシウム血症
2）集中力の低下
3）発熱
4）C反応性タンパク（CRP）上昇
5）日内変動

1）低カルシウム血症（×）
　　高カルシウム血症でせん妄を来すことが多い。

2）集中力の低下（○）

せん妄に随伴する症状である。

3）発熱（○）

4）CRP上昇（○）

3）4）：発熱、C反応性タンパク（C-reactive protein：CRP）や新規処方薬物などがトリガーとなることもある。

5）日内変動（○）

夜間に増悪することが多く、日内変動を確認する。

設 問

この時点で行うべき対応は何か。（○△×）をつけよ。
1）ハロペリドール内服開始
2）リスペリドン内服開始
3）クエチアピン内服開始
4）ミダゾラム投与開始
5）ソピクロン内服中止

1）ハロペリドール内服開始（○）

せん妄の可能性のある患者の不眠に有効である。

2）リスペリドン内服開始（○）

糖尿病を有する患者にはハロペリドールは禁忌であり、リスペリドンを用いる。

3）クエチアピン内服開始（○）

せん妄既往の患者の不眠にクエチアピンが有効な可能性がある。

4）ミダゾラム投与開始（×）

終末期鎮静に用いられることが多いが不眠に用いるべきではない。

5）ソピクロン内服中止（○）

せん妄の可能性のある患者にベンゾジアゼピン睡眠導入薬は増悪の可能性があるため中止する。

終末期患者の不眠においては、入眠困難・中途覚醒・睡眠リズム障害の3つが挙げられる。それ以外にも痛みや咳、ステロイド投与によ

表1 DSM-5によるせん妄の診断基準

A	注意と意識の障害がある．
B	障害は数時間から数日間のうちの短期間で発症し，通常の注意や意識からの変化があり，1日をとおして重症度が変動する傾向がある．
C	認知における追加的な障害がある（記憶欠損・失見当識・言語障害・知覚障害・視空間能力の障害など）．
D	基準AとCにおける障害はもう一つの先行・確定・進行中の神経認知障害によってはより良く説明されない．また，昏睡のような覚醒度の重度な低下といった経過で発症したものではない．
E	病歴・身体診察・臨床検査所見から，その障害が一般身体疾患，物質中毒または離脱，もしくは毒性物質への曝露といった直接的な生理学的結果もしくは多重の病因により引き起こされたという証拠がある．

(米国精神医学会．日本精神神経学会日本語版用語監修．DSM-5精神疾患の診断・統計マニュアル．東京：医学書院；2014より引用)

表2 NSAIDs，アセトアミノフェン以外の鎮痛補助薬

分 類	薬 物	備考（主な副作用）
抗うつ薬	アミトリプチリン アモキサピン ノルトリプチリン	眠気，口内乾燥，便秘，排尿障害，霧視など
	パロキセチン フルボキサミン	嘔気（開始初期に多い），食欲不振，頭痛，不眠，不安，興奮など
抗痙攣薬	カルバマゼピン	ふらつき，眠気，眩暈，骨髄抑制など
	バルプロ酸	眠気，嘔気，肝機能障害，高アンモニア血症など
	フェニトイン	眠気，運動失調，嘔気，肝機能障害，皮膚症状など
	ガバペンチン	眠気，ふらつき，眩暈，末梢性浮腫など
	クロナゼパム	ふらつき，眠気，眩暈，運動失調など
抗不整脈薬	メキシレチン	嘔気，食欲不振，腹痛，胃腸障害など
	リドカイン	不整脈，耳鳴，興奮，痙攣，無感覚など
NMDA受容体拮抗薬	ケタミン	眠気，ふらつき，眩暈，悪夢，嘔気，せん妄，痙攣（脳圧亢進）など
中枢性筋弛緩薬	バクロフェン	眠気，頭痛，倦怠感，意識障害など
コルチコステロイド	ベタメタゾン デキサメタゾン	高血糖，骨粗しょう症，消化性潰瘍，易感染性など
ベンゾジアゼピン系抗不安薬	ジアゼパム	ふらつき，眠気，運動失調など
ビスホスホネート	パミドロン酸・ ゾレドロン酸	顎骨壊死，急性腎不全，うっ血性心不全，発熱，関節痛など

(日本緩和医療学会．がん疼痛の薬物療法に関するガイドライン（2010年度版）．東京：金原出版；2010より一部改変引用)

る覚醒なども挙げられるため、まずは原因を評価する必要がある。

特にせん妄を合併している可能性がある場合には、ハロペリドールなどのドパミン受容体拮抗薬が有効である。また、オランザピン、クエチアピンは糖尿病患者には禁忌のため代替薬としてリスペリドンがある。

米国精神医学会（American Psychiatric Association：APA）のDiagnostic and Statistical Manual of Mental Disorders（DSM)-5によるせん妄の診断基準を表1に示す。

**オピオイド内服患者で不眠がある患者はせん妄を疑う！
せん妄の可能性が高い患者の不眠には抗精神病薬が有効である！**

――――――――――――――――――――――――――――――

本症例のポイント

がん性痛の特徴として、時間とともに腫瘍が増大、転移するため痛みが増大することが挙げられる。適時、包括的疼痛評価を行い、痛み治療を行うことが大切である。

オピオイドの定期投与以外に、
① NSAIDs、アセトアミノフェンの定期投与
② 体動時の荷重を避けるための理学療法や装具の検討
③ 放射線治療の可能性
④ ステロイド
⑤ ゾレドロン酸やデノスマブ

が、骨転移痛のコントロールに有効である。
NSAIDsやアセトアミノフェン以外の鎮痛補助薬を表2に記す。

【文　献】
1) 厚生労働省，日本医師会編．癌緩和ケアに関するマニュアル（改訂3版）．大阪：日本ホスピス・緩和ケア研究振興財団；2010．
2) Hanks G, Cherny NI, Christakis NA, et al. Oxford textbook of palliative medicine（4th ed）. Oxford：Oxford University Press；2010.

p.670.
3) Bennett MI. Prevalence and aetiology of neuropathic pain in cancer patients : a systematic review. Pain 2012 ; 153 : 359-65.

〔駒澤　伸泰、池垣　淳一〕

第Ⅲ章 緩和医療

15 内臓神経ブロックとオピオイド離脱症候群

Key Words
内臓神経ブロック
合併症
オピオイド離脱症候群

症例経過 1

　上腹部および背部痛を主訴に消化器内科を受診し、精査の結果、T4N2M0 StageⅣの診断で手術適応はないと判断された。画像検査で、膵尾部から後腹膜に広がる腫瘍を認めた。

　痛みのためコミュニケーションも難しい状況であったため、持続静脈フェンタニル投与を行ったところ、numeric rating scale（NRS）8が3～4へと低下した。患者と話し合いのうえ、best supportive careの方針となり、消化器内科から当院緩和ケア病床転科となった。患者は、より良好な鎮痛を望んでおり、内臓神経ブロックの説明を患者に行うこととなった。

■ 設　問 ■

内臓神経ブロックの合併症について、（○△×）をつけよ。

1）一時的な酩酊
2）一過的な血圧上昇
3）便秘の増悪
4）気胸
5）腎損傷

解説

1）一時的な酩酊（○）
　アルコールによる酩酊はしばしば起こる。
2）一過的な血圧上昇（×）
3）便秘の増悪（×）
　3）4）：一過的な血圧低下と下痢が発生する。
4）気胸（○）
　横隔膜上も針が進み、気胸が発生することもある。

表1 内臓神経ブロック後の急変

- 一過性低血圧および起立性低血圧（30〜40％）
- アルコールによる酩酊（20〜30％）
- 下痢（60〜70％）
- 血管損傷
- 後腹膜出血
- くも膜下注入
- 腎損傷

5）腎損傷（○）

腎損傷の可能性もある。

内臓神経ブロックや腹腔神経叢ブロックは、進行性膵がんなどの痛み治療において非常に有効な手段である。通常、腹臥位で行われる。交感神経遮断により、高度低血圧や下痢が発生する。ゆえに、術後数時間は輸液や昇圧薬が必要なこともあり、管理は注意が必要である。また、オピオイド内服に関しては、減量だけでなく完全にフリーとなる症例もあれば、再度腫瘍の進行により増量が必要となる可能性も説明しておくべきである。

内臓神経ブロックには一過性の低血圧と下痢が発生することが多い！（表1）

症例経過 2

患者と相談のうえ、内臓神経ブロックを施行した。ブロック直後に痛みはNRS0となった。一過性の低血圧があったが、輸液負荷で対応可能であった。ブロック後、30分ほどして、傾眠傾向および呼吸数の低下がみられ、応答も悪くなった。SpO_2は84％である。呼吸苦はない。

■■■ 設　問 ■■■

この時点で行うべき対応は何か。（○△×）をつけよ。

1）フェンタニル静脈投与の中止

表2 オピオイド過量徴候

- 眠気
- せん妄・幻覚
- 呼吸抑制
- 口内乾燥
- 痒み
- 排尿障害
- ミオクローヌス
- 痛覚過敏（opioid induced hyperalgesia）

2）酸素投与
3）ナロキソン投与
4）モニター装着
5）オキシコドン投与

1）フェンタニル静脈投与の中止（○）

オピオイド過量が疑われるため適切な処置である。

2）酸素投与（○）

低酸素血症であり、有効な可能性がある。

3）ナロキソン投与（△）

危険な状態ではなく、まだ試みるべきではないかもしれない。

4）モニター装着（○）

しばらく装着することも意味がある。

5）オキシコドン投与（×）

オピオイド過量であり、オピオイドスイッチを行う状況ではない。

内臓神経ブロックなどの神経ブロックは、非常に強力な鎮痛法である。それまでにオピオイドなどの鎮痛薬を投与していた場合、神経ブロック施行後に「相対的オピオイド過剰状態」となることもある。緩和医療の現場といえども、経皮的酸素飽和度などのモニタリングは重要であろう。

 オピオイド過量徴候に気がつけるように観察しよう！（表2）

症例経過3

呼吸数低下などからオピオイド過量を疑い、フェンタニル持続投与を中止した。フェンタニル中止後も痛みはなかった。フェンタニル中止の翌日、看護師より患者の状態がおかしいと連絡があった。Sp_{O_2}は室内気（ルームエアー）で97％、血圧110/60 mmHg、脈拍数82 beats/minである。患者の見当識は正常だが、あくびと流涙がみられ、落ち着かないようである。

■■■ 設 問 ■■■

この時点で行うべき対応は何か。（○△×）をつけよ。
1）フェンタニル静脈投与再開
2）身体抑制
3）経過観察
4）患者説明
5）抗精神病薬投与

1）フェンタニル静脈投与再開（△）
　オピオイド離脱症候群の診断として有効な可能性があるが、少量から試みるべきである。
2）身体抑制（×）
　自傷他害の危険性がないかぎり抑制してはいけない。
3）経過観察（○）
4）患者説明（○）
　患者にオピオイド離脱症候群を説明し、安心してもらうことが大切である。
5）抗精神病薬投与（×）
　せん妄などではないので適応はない。

　オピオイド離脱症候群は、オピオイド中止による急激な血中濃度低下が原因である。患者個人により症状出現はさまざまであるが、中止後にあくび、瞳孔散大、流涙、鼻漏、食欲低下、嘔吐、腹痛、下痢などが生じることがあり、オピオイド離脱症候群と呼ばれる。
　オピオイド離脱症候群の徴候は、あくび、くしゃみ、眩暈、瘙痒感、

表3 オピオイド離脱症候群の治療

- 基本的には対症療法で行う
- 海外ではクロニジンの有効性が示唆
- 急速なオピオイド濃度の低下を防ぎ対応する
- 対症療法で症状改善がない場合は，オピオイドを少量追加して症状改善を図る（診断的治療）
⇒その後漸減する

表4 緩和医療領域に行われる神経ブロック

- 三叉神経ブロック
- 肋間神経ブロック
- 腹腔神経叢（内臓神経）ブロック
- 下腸間膜動脈神経叢ブロック
- 脊髄くも膜下フェノールブロック
- サドルフェノールブロック
- 神経根ブロック
- 持続硬膜外ブロック
- 持続くも膜下ブロック

散瞳、異常発汗、鼻漏、流涙、流涎、鳥肌、悪寒、悪感、熱感、発熱、下痢、腹部痛、胸部苦悶感、食欲不振、嘔吐、頻脈、不整脈、血圧低下、振戦、ミオクローヌス、痛み、不安感、不快感、倦怠感、抑うつ、無気力、違和感、易刺激性、興奮、不眠、せん妄、意識混濁、と多岐にわたり、非特異的である。

オピオイド離脱症候群を疑ったら、レスキューのオピオイドを投与して症状改善を判断できる（表3）。

 オピオイド離脱症候群は対症療法が基本である！

本症例のポイント

がんの痛みの解除には、オピオイドに代表される薬物療法、神経ブロック（表4）、硬膜外ブロックなどがある。内臓痛に対する永久ブロック法には、神経破壊薬であるアルコールあるいはフェノールグリセリンを用いた、くも膜下脊髄神経ブロック、腹腔神経叢・内臓神経ブロックが考えられる。

腹腔神経叢ブロック、内臓神経ブロックの適応は、腹腔動脈、上腸間膜動脈、腎動脈支配領域に発生した悪性腫瘍、膵がんによる上腹部内臓痛、背部痛が主な適応である。そのほかにも、胃がん・肝がん、慢性膵炎や傍大動脈リンパ節悪性腫瘍転移や腫脹による背部痛に対しても行われ、早期よりの適応も推奨されている。

内臓神経ブロックは非常に強力な鎮痛法であり、それまでのオピオイド投与が不要になることもある。その場合、オピオイドが相対的過量になることもある。また、急激な中止によりオピオイド離脱症候群が発生する可能性もあるため、ブロック後は綿密な観察が必要である。

【文 献】

1) Rayment C. Neuropathic cancer pain：prevalence, severity, analgesics and impact from the European Palliative Care Research Collaborative—Computerised Symptom Assessment study. Palliat Med 2012；27：714-21.
2) Yan BM. Neurolytic celiac plexus block for pain control in unresectable pancreatic cancer. Am J Gastroenterol 2007；102：430-8.
3) 日本ペインクリニック学会．がん性痛に対するインターベンショナル治療ガイドライン作成ワーキンググループ編．がん性痛に対するインターベンショナル治療ガイドライン．東京：真興交易医書出版部；2014．
4) 加藤　実．がんの痛みに対する神経ブロック療法．痛みと臨床2001；1：213-8．

（駒澤　伸泰、池垣　淳一）

第Ⅲ章 緩和医療

16 呼吸困難、消化器症状、終末期鎮静

Key Words
呼吸困難感
消化器症状
終末期鎮静

症例経過 1

65歳、男性。糖尿病の既往あり。上行結腸がん（pT4aN2M0）にて右半結腸切除術を受けた。術後補助化学療法は拒否していた。半年後、腹痛を訴え来院。CT検査にて腹膜播種および多発肺転移を指摘された。ロキソプロフェン60 mg/回を1日3回およびオキシコドン除放錠10 mg/回を1日2回投与した。2日後悪心・嘔吐を主訴に独歩来院した。腹痛は消失していた。

設問

適切な対応は何か。（○△×）をつけよ。
1）血液生化学検査を行う
2）立位腹部単純X線検査を行う
3）脳MRI検査を行う
4）オランザピン2.5 mg/回を1日1回処方する
5）オキシコドンを中止し、フェンタニル貼付剤0.3 mg/day（フェントス®1 mg）を貼付する

1）血液生化学検査を行う（○）
　電解質異常は悪心・嘔吐の原因となりうる。特に血清カルシウム値には注意が必要である。

2）立位腹部単純X線検査を行う（○）
　消化管閉塞（イレウス）による悪心・嘔吐なら、立位腹部単純X線にて鏡面像（air-fluid level；ニボー）を認める可能性が高い。

3）脳MRI検査を行う（○）
　脳転移は、悪心・嘔吐の原因として鑑別に挙がる。まずは設問の

1）、2）を行ってみるべきだが、MRI 撮影が可能な環境なら撮影すべきだろう。

4）オランザピン 2.5 mg/回を 1 日 1 回処方する（×）

悪心・嘔吐がオピオイド鎮痛薬の副作用なら試してみる価値はあるだろう。しかし、本症例患者は糖尿病の既往を有するので、オランザピンは禁忌である。

5）オキシコドンを中止し、フェンタニル貼付剤 0.3 mg/day（フェントス®1 mg）を貼付する（○）

オピオイド鎮痛薬を変更してみることは一考の価値がある。

本症例の悪心・嘔吐は、①オピオイド鎮痛薬の副作用、②消化管閉塞、③脳転移、④電解質異常、などが鑑別に挙がる。この鑑別を念頭に、検査・治療にあたることが求められる。経過からは、①オピオイド鎮痛薬の副作用が最も考えられる。"がん疼痛の薬物療法に関するガイドライン"[1]は、オピオイドが投与され、悪心・嘔吐が発現した患者に対してオピオイド鎮痛薬を変更することを推奨している（強い推奨・弱いエビデンスレベル）。オピオイド鎮痛薬はオピオイド鎮痛薬換算比を参考に、モルヒネ→オキシコドン or フェンタニル、オキシコドン→フェンタニルへの変更を推奨している（図 1）。また、制吐薬としては、ドパミン受容体拮抗薬（ハロペリドール・プロクロルペラジン）・消化管蠕動亢進薬（メトクロプラミド・ドンペリドン）・抗ヒスタミン薬（クロルフェニラミンマイレン酸）を第一選択薬として推奨している。第一選択薬が無効である場合は、非定型抗精神病薬（オランザピン・リスペリドン）やセロトニン拮抗薬などを第二選択薬としている。

一方、"がん患者の消化器症状の緩和に関するガイドライン"[2]では、化学療法・放射線治療が原因でない、悪心・嘔吐のあるがん患者に対して、想定される病態に応じて制吐薬の投与を行うことを推奨している（強い推奨・とても低いエビデンスレベル）。同ガイドラインは、化学療法・放射線治療が原因でない悪心・嘔吐に対して、その原因を検討のうえ、ハロペリドール・メトクロプラミド・ドンペリドン・ヒスタミン H_1 受容体拮抗薬・抗コリン薬を使用することを推奨している。

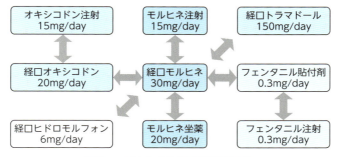

図1　オピオイド鎮痛薬換算方法

痛みの安定している患者において，オピオイド鎮痛薬を単回投与した場合において，各オピオイド鎮痛薬の力価を，モルヒネと比較したもの．
実際の診療では，各オピオイド鎮痛薬に対する交差耐性形成が不完全なことも多く，この換算比のみにたよった変更は差し控え，個々の患者をよく観察して細かい調節を行うことが必要である．

また、これらの薬物が無効なら、第二選択薬として、フェノチアジン系抗精神病薬や、オランザピンなどの非定型抗精神病薬を使用することを推奨している。

 オピオイド鎮痛薬開始時の悪心・嘔吐は、よく観察される症状である！
　しかし、消化管閉塞や脳転移、電解質異常にも注意が必要である！

症例経過❷

　オキシコドン 10 mg/回1日2回を中止し、フェンタニル貼付剤 0.3 mg/day（フェントス® 1 mg）を貼付した。立位腹部単純X線にて小腸ニボーが認められた。痛みは訴えなかった。

■■ 設　問 ■■

適切な対応は何か。（○△×）をつけよ。
1) オクトレオチド 300 μg/day 持続皮下注射を開始する
2) メトクロプラミド1回 20 mg/回を1日3回点滴静注する
3) 経鼻胃管を挿入し、絶飲食とする
4) 1,000 mL/hr の末梢点滴を開始する

16．呼吸困難、消化器症状、終末期鎮静

5）フェンタニル貼付剤 0.3 mg/day（フェントス® 1 mg）を中止し、オキシコドン 15 mg/day を持続皮下注射する

1）オクトレオチド 300 μg/day 持続皮下注射を開始する（○）
　がんに伴う手術不可能な消化管閉塞の患者に対して、オクトレオチドを投与することが推奨されている（強い推奨・弱いエビデンスレベル）[2]。初期投与量は 300 μg/day で、投与方法は持続皮下注射が用いられる。

2）メトクロプラミド 1 回 20 mg/回を 1 日 3 回点滴静注する（△）
　メトクロプラミドは不完全閉塞または麻痺性であり、かつ疝痛がないときのみ投与することとし、症状（痛み・悪心・嘔吐）が増悪する場合には速やかに中止することが推奨されているので、注意が必要である[2]。

3）経鼻胃管を挿入し、絶飲食とする（△）
　経鼻胃管挿入は、イレウスの治療として妥当と考えられる。しかし、緩和医療の現場では、経鼻胃管を挿入するが、「食べる楽しみ」を大切にするため、摂食・摂水可能を許可することが多い。

4）1,000 mL/hr の末梢点滴を開始する（○）
　イレウスの治療として妥当と考えられる。

5）フェンタニル貼付剤 0.3 mg/day（フェントス® 1 mg）を中止し、オキシコドン 15 mg/day を持続皮下注射する（×）
　オピオイド鎮痛薬の中で、最も消化管機能への影響が少ない薬物はフェンタニルである[1]。消化管通過障害が示唆される本症例において、あえてフェンタニルを中止することもなかろう。

　本症例の悪心・嘔吐は、消化管閉塞であることが判明した。この事実を念頭に治療にあたることが求められる。
　"がん患者の消化器症状の緩和に関するガイドライン"[2]では、がんに伴う手術不可能な消化管閉塞の患者に対して、メトクロプラミドなどの薬物（制吐薬）やコルチコステロイドを投与することを推奨している（弱い推奨・とても低いエビデンスレベル）。また、オクトレオチドの投与を強く推奨している（強い推奨・低いエビデンスレベル）。ド

表1　ECOG PS

0	全く問題なく活動できる． 発症前と同じ日常生活が制限なく行える．
1	肉体的に激しい活動は制限されるが，歩行可能で，軽作業や座っての作業は行うことができる． 例：軽い家事，事務作業
2	歩行可能で，自分の身のまわりのことはすべて可能だが，作業はできない． 日中の50％以上はベッド外で過ごす．
3	限られた自分の身のまわりのことしかできない． 日中の50％以上をベッドか椅子で過ごす．
4	全く動けない． 自分の身のまわりのことは全くできない． 完全にベッドか椅子で過ごす．

日本臨床腫瘍研究グループ（JCOG）による日本語訳
〔http://www.jcog.jp/（2017年7月閲覧）〕

レナージ方法としては、イレウス管と経鼻胃管とを比較して手術回避率などの点において統計学的な有意差はないので、より簡便な経鼻胃管が望ましいとされている。

さて、設問5）について、さらに解説を加えよう。

がん終末期の患者に対する輸液は、臨床現場で論議されることが多い。"終末期がん患者の輸液療法に関するガイドライン"[3)]では、生命予後が1～2週間と考えられる、消化管閉塞以外の原因（悪液質や全身衰弱など）のために経口的に十分な水分摂取ができず、Eastern Cooperative Oncology Groupが定めたperformance status（ECOG PS）（表1）が3～4の終末期がん患者に対して、1,000 mL/dayを超える中カロリー輸液は行わないことや（強い推奨・とても低いエビデンスレベル）、そもそも輸液を行わないことを推奨している（推奨・とても低いエビデンスレベル）。ただ、本症例は独歩にて来院しており、ECOG PS 3～4ではないので、上記推奨は適応されないだろう。一方、同ガイドラインでは、生命予後が1ケ月程度と考えられるがん性腹膜炎による消化管狭窄・閉塞のために経口的に水分摂取はできないが、ECOG PSが1～2の終末期がん患者に対して1,000～1,500 mL/day（100～400 kcal/day；窒素0～4.8 g/day・アミノ酸0～30 g/day）の維持輸液を行うことが推奨されている（強い推奨・とても弱いエビデンスレベル）。また、1,000～1,500 mL/day（500～1,200 kcal/day；窒素 2.4〜7.2 g/day・アミノ酸 15〜45 g/day）の高カロリー輸液を行うことも考慮されると記載されている（弱い推奨・とても低いエビデンスレベル）。よって、本症例では 1,000 mL/day の輸液を行うことは妥当と考えられる。

 がん終末期医療・緩和医療においては、輸液量一つをとっても、生命予後の予測が治療を選択するうえで重要である。

症例経過 3

入院のうえ、オクトレオチド 300 μg/day 持続皮下投与を開始したところ、悪心・嘔吐は速やかに改善した。2 週間後、安静時呼吸困難感を訴えた。胸部単純 X 線にて、両肺の軽度胸水貯留と肺紋理陰影の増強をみた。Sp_{O_2} は 97％であった。心機能・肝機能・腎機能に問題はなかった。

設 問

適切な対応は何か。（○△×）をつけよ。

1）Sp_{O_2} に問題がなかったので酸素投与は行わない
2）「酸素飽和度（Sp_{O_2}）は正常値なので、治療の必要はありません」と告げる
3）オピオイド鎮痛薬をフェンタニル貼付剤 0.3 mg/day から硫酸モルヒネ除放錠 10 mg/回 1 日 3 回内服に変更する
4）ベタメタゾン 2 mg/回を 1 日 1 回朝食後に投与する
5）フロセミド 40 mg/回を 1 日 1 回朝食後に投与する

1）Sp_{O_2} に問題がなかったので酸素投与は行わない（○）
"がん患者の呼吸器症状の緩和に関するガイドライン"[4]では、低酸素血症がなく呼吸困難を有するがん患者に対して、酸素吸入を行わないことが推奨されている（弱い推奨・弱いエビデンス）。

2）「酸素飽和度（Sp_{O_2}）は正常値なので、治療の必要はありません」と告げる（×）
呼吸困難感とは「呼吸時の不快な感覚」という主観的な症状であり、

SpO_2 の値は問わない[4]。

3）オピオイド鎮痛薬をフェンタニル貼付剤 0.3 mg/day から硫酸モルヒネ除放錠 10 mg/回 1 日 3 回内服に変更する（○）

がん患者の呼吸困難に対して、モルヒネの全身投与を行うことを推奨している（強い推奨・中程度のエビデンスレベル）[4]。

4）ベタメタゾン 2 mg/回を 1 日 1 回朝食後に投与する（○）

本症例は肺紋理陰影の増強をみており、がん性リンパ管症が疑われる。コルチコステロイドを投与することが推奨（弱い推奨・とても弱いエビデンス）される[4]。

5）フロセミド 40 mg/回を 1 日 1 回朝食後に投与する（×）

心不全・肝不全・ネフローゼ症候群などに伴う体液過剰による胸水貯留には利尿薬が有効であるが、悪性胸水に対する治療効果を裏付ける薬理学的・病態生理学的な根拠は十分ではない[4]。

悪心・嘔吐は一安心を得たが、次に呼吸困難感が主な問題となっている。呼吸困難感とは「呼吸時の不快な感覚」という主観的な症状であり、PaO_2 60 mmHg 以下：呼吸不全という客観的な病態ではない。例えば過換気症候群のように、PaO_2 は低下していないが呼吸困難感を訴える病態がある一方、慢性閉塞性換気障害のように、PaO_2 は低いが呼吸困難感を訴えない病態も存在する。呼吸困難感は、がん患者の 46〜59％に発生すると報告されている。また、肺がんの患者だけに限るとその頻度は増加し、75〜87％となる[5]。がん患者における呼吸困難の原因は多様であり、おのおのの原因に見合う治療が望まれる。一方で、緩和医療の現場では、原因検索と平行して症状緩和が図られることもある。一律的な投与は慎むべきであるが、モルヒネ・コルチコステロイドが key drug となる。また、身体的サポートもさることながら、詳細なカウンセリングやリラクセーションなどの精神医学的・心理的側面のサポートを統合したマネジメントが求められる[4]。

麻酔科医は、客観的な病態（呼吸不全）への対応は慣れているが、主観的な症状（呼吸困難感）への対処は不得手である！
患者の訴えを信じ、対処しよう！

症例経過 4

　その後、オピオイド鎮痛薬を硫酸モルヒネ除放錠 10 mg/回 1 日 3 回内服に変更し、安静時呼吸困難感は緩和された。さらに 2 週間が経過し、患者はしだいに経口摂食量が低下し、1 食あたり数口以下となった。1 日中ベッド上で過ごすようになり、排泄もベッド上となった。安静時呼吸困難感が再び増強した。

設　問

適切な対応は何か。（○△×）をつけよ。
1）モルヒネ水溶液 5 mg/回を頓用処方する
2）オピオイド鎮痛薬をフェンタニル貼付剤へ変更する
3）輸液を中止する
4）ロラゼパム 0.5 mg/回を頓用処方する
5）ミダゾラム 10 mg を生理食塩液 100 mL に溶解し、眠るまで点滴静注投与する

1）モルヒネ水溶液 5 mg/回を頓用処方する（○）
　オピオイド鎮痛薬のレスキュー投与量は、除放製剤投与量にかかわらず、個々の症例ごとにタイトレーションすべきとされている。しかし、経験的に、まずは除放製剤の 1/6 量を投与することは妥当と考えられる。

2）オピオイド鎮痛薬をフェンタニル貼付剤へ変更する（×）
　呼吸困難感が難治性となりつつある本症例において、あえてオピオイド鎮痛薬をモルヒネからフェタニルに変更することは適切な対応とはいえない。

3）輸液を中止する（○）

ECOG PS 4であり、後述のごとく予後が短いことが予想されるので、輸液を行わないことが推奨される[3]。

4）ロラゼパム 0.5 mg/回を頓用処方する（○）

がん患者の呼吸困難感に対して、ベンゾジアゼピン系の薬物を、オピオイド鎮痛薬と併用することは推奨されている。一方、単独投与は推奨されていない[4]。

5）ミダゾラム 10 mg を生理食塩液 100 mL に溶解し、眠るまで点滴静注投与する（×）

ベンゾジアゼピン系の薬物を、がん患者の呼吸困難感を緩和するために投与することと、「苦痛緩和のための鎮静」を意図する投与は、明確に分けて考えるべきである[4]。

呼吸困難感は難治性となりつつある。近い将来、鎮静を行うことが望ましい状態になることが予想される。しかし、"苦痛緩和のための鎮静に関するガイドライン"では、呼吸困難感を理由に鎮静を開始する前に検討すべき緩和ケアとして、輸液量の検討、オピオイドの投与・増量、副腎皮質ステロイドの投与、抗不安薬投与を含む不安に対する治療を挙げている[6]。本症例では、これらの治療が十分行われているとは言い難いので、鎮静に踏み切ることは推奨されない。まずは各種ガイドラインに記載された治療の手をつくすべきである。

がん患者の呼吸困難に対しては、モルヒネの全身投与を行うことが推奨されている（強い推奨・中程度のエビデンスレベル）[4]。本症例においては、モルヒネをレスキュー投与してみることは、妥当な治療選択だろう。また、意識状態に関して慎重な観察を行うという条件のもと、ベンゾジアゼピン系の薬物をオピオイド鎮痛薬に併用することも推奨されている（弱い推奨・弱いエビデンスレベル）[4]。設問の 4）のようにロラゼパムを投与する際は、意識状態を慎重に観察する必要がある。

一方、生命予後が 1 ケ月程度と考えられる、経口的に水分摂取が可能な終末期がん患者に対して、胸水による苦痛がある場合、胸水による苦痛を悪化させないことを目的として、患者・家族の意向を確認し、

表2　Palliative Performance Score の計算

	起居	活動と症状	ADL	経口摂取	意識レベル
100	100% 起居している	正常の活動が可能 症状なし	自立	正常	清明
90		正常の活動が可能 いくらかの症状がある			
80		いくらかの症状はあるが 努力すれば正常の活動が可能			
70	ほとんど 起居している	なんらかの症状があり 通常の仕事や業務が困難	時に 介助	正常 または 減少	
60		明らかな症状があり 趣味や家事を行うことが困難			清明 または 混乱
50	ほとんど座位か 横たわっている		しばしば 介助		
40	ほとんど臥床	著明な症状があり どんな仕事もすることが困難	ほとんど 介助		清明 または 混乱 または 傾眠
30			全介助	減少	
20	常に臥床			数口以下	
10				マウスケア のみ	傾眠または 昏睡

この結果を Palliative Prognostic Index の計算に供する．
(Morita T, Tsunoda J, Inoue S, et al. The Palliative Prognostic Index : a scoring system for survival prediction of terminally ill cancer patients. Support Care Cancer 1999 ; 7 : 128-33 より引用)

　輸液を行わないことが推奨されている（強い推奨・低いエビデンスレベル）[3]．本症例においては、輸液を中止することは妥当である．

　さて、輸液の可否や、鎮静の可否を考える際、生命予後を予測することが求められる．近年、がん患者の予後予想ツールが数多く開発されているが、簡便さという観点から、日本ではMoritaらが開発したPalliative Prognostic Index（PPI）が汎用されている[7]（表2、3）．本症例はPPI 10点であり、この段階で、予後は3週間以内であることが予想される．

　苦痛緩和のための鎮静を行う前に、あらゆる緩和医療学的な治療の手を尽くそう！

表3 Palliative Prognostic Index の計算

Palliative Performance Score	0〜20	4.0 点
	30〜50	2.5 点
	60 以上	0 点
経口摂取	著明に減少（数口以下）	2.5 点
	中程度減少（＞数口以上）	1.0 点
	正常	0 点
	高カロリー輸液施行	0 点
浮　腫	あり	1.0 点
	なし	0 点
安静時呼吸困難感	あり	3.5 点
	なし	0 点
せん妄	あり	4.0 点
	薬物性せん妄あり	0 点
	なし	0 点

この 5 項目の点数を合計し，その点数が 6 点より大きい場合，その患者は 3 週間以内に死亡すると予想される（感度 80％，特異度 85％，陽性反応適中度 71％，陰性反応適中度 90％）．
(Morita T, Tsunoda J, Inoue S, et al. The Palliative Prognostic Index : a scoring system for survival prediction of terminally ill cancer patients. Support Care Cancer 1999 ; 7 : 128-33 より引用)

症例経過 5

　輸液は中止した。硫酸モルヒネ除放錠 10 mg/回 1 日 3 回を定期内服したうえで、モルヒネ水溶液 5 mg/回を 1 日 6 回頓用使用した。またロラゼパム 0.5 mg/回を 1 日 3 回服用したが呼吸困難感は十分症状緩和できなかった。3 日後、飲水時に誤嚥してしまい、喘鳴が出現した。薬物の内服は不可能と考えられた。患者は「こんなに苦しいのなら、もう意識がなくなってもいいので、楽にしてほしい」と訴える。妻と子は「そんなこと言わずに、もう少し頑張ってほしい」と言っている。

■■ 設　問 ■■

適切な対応に何か。（○△×）をつけよ。
1）経口モルヒネ製剤の内服を中止し、塩酸モルヒネ注射液 30 mg/day を持続皮下注射する
2）家族と持続的な鎮静について語り合う
3）家族が間歇的な鎮静に同意したので、ミダゾラム 10 mg を生理食塩液 100 mL に溶解し、就眠を得るまで点滴静注投与する

4）家族が持続的な鎮静に同意したので、塩酸モルヒネ注射液 100 mg/day を持続皮下注射する

5）家族が持続的な鎮静に同意したので、他剤を中止し、ミダゾラム 50 mg/day を持続静脈内注射する

1）経口モルヒネ製剤の内服を中止し、塩酸モルヒネ注射液 30 mg/day を持続皮下注射する（○）

本症例は安全に薬物の経口内服が行えると考えられない。モルヒネは症状緩和の key drug と考えられるので、確実な非経口投与経路から投与することが望ましい。

2）家族と持続的な鎮静について語り合う（×）

鎮静を行うか否か、患者本人の意思確認はむろんのこと、家族の意思確認は重要である。特に、患者と家族の意見が違う場合は、慎重な意思決定支援が必要である[8]。

3）家族が間歇的な鎮静に同意したので、ミダゾラム 10 mg を生理食塩液 100 mL に溶解し、就眠を得るまで点滴静注投与する（○）

間歇的に鎮静を行う方法としては、妥当である。

4）家族が持続的な鎮静に同意したので、塩酸モルヒネ注射液 100 mg/day を持続皮下注射する（×）

オピオイドは意識低下をもたらす作用が弱いので鎮静に用いる主たる薬物としては推奨されていない。

5）家族が持続的な鎮静に同意したので、他剤を中止し、ミダゾラム 50 mg/day を持続静脈内注射する（×）

鎮静を開始する前から投与されていた薬物は、効果がないと判断される場合を除いて継続すべきとされている。

難治性のがんに関連した苦痛に対して、鎮静を含めた対応が求められる。

"苦痛緩和のための鎮静に関するガイドライン"では、鎮静の様式を、①一定期間のみの意識低下を意図する「間歇的鎮静」と、②中止時期をあらかじめ定めない「持続的鎮静」に分け、鎮静水準を、①言語的コミュニケーションができる程度の「浅い鎮静」と、②それがで

表4 持続的深い鎮静を行う要件

医療者の意図	・医療チームが，意図が苦痛緩和であることを理解している． ・鎮静を行う意図（苦痛緩和）からみて相応の薬物，投与量，投与方法が選択されている．
患者・家族の意思 （患者に関する要件と家族に関する要件をともに満たすこと）	・患者に意思決定能力がある場合は，必要十分な情報を提供されたうえでの明確な意思表示がある． ・意思決定能力がないとみなされた場合は，患者の価値観や以前の意思表示に照らして患者が鎮静を希望することが十分に推測できる． ・家族がいる場合には，家族の同意がある．
相応性	・耐えがたい苦痛があると判断される． ・苦痛は，医療チームにより治療抵抗性と判断される． ・原疾患の増悪のために，数日から2〜3週間以内に死亡が生じると予測される．
安全性	・医療チームの合意がある．多職種が同席するカンファレンスを行うことが望ましい． ・意思決定能力，苦痛の治療抵抗性，および，予測される患者の予後について判断が困難な場合には，適切な専門家（精神科医，麻酔科医，疼痛専門医，腫瘍専門医，専門看護師など）にコンサルテーションされることが望ましい． ・鎮静を行った医学的根拠，意思決定過程，鎮静薬の投与量・投与方法などを診療記録に記載する．

(Morita T, Hirai K, Okazaki Y. Preferences for palliative sedation therapy in the Japanese general population. J Palliat Med 2002；5：375-85 より引用)

きない「深い鎮静」に分類している．持続的な深い鎮静を行う場合、特に十分な倫理的配慮が必要としている（表4）。

臨床の場では、持続的な深い鎮静を望む患者、家族は多くなく、持続的な浅い鎮静を行いつつ、設問の3）のような、間歇的な深い鎮静を加えるという方法を好む患者、家族が多いとされる[8]。

持続的な浅い鎮静に用いる第一選択薬はミダゾラムである。投与開始量は、0.2〜1 mg/hr（約5〜24 mg/day）持続皮下注射もしくは持続静脈内注射する。鎮静深度を観察しつつ、0.2〜5 mg/hr（約5〜120 mg/day）の範囲で調節する。通常、0.8〜1.6 mg/hr（約20〜40 mg/day）投与すると、ほどよい鎮静深度となる。

「苦しそうだから鎮静しよう」ではなく、ガイドラインに則した『緩和医療学的治療』として『苦痛緩和のための鎮静』を行おう！

本症例のポイント

本症例のように、がんの終末期を迎えた患者は、痛みだけでなく、ありとあらゆる症状を呈する。緩和ケアチームの一翼を担うことも多い麻酔科医は、痛みの治療だけでなく、各種臨床症状の症状緩和治療に精通すべきである。そのためにも、本症例の解説・ポイントに記載した各種ガイドラインに目をとおしておくことをお勧めする。

【文　献】

1) 日本緩和医療学会．緩和医療ガイドライン作成委員会編．がん疼痛の薬物療法に関するガイドライン（2014年版）．東京：金原出版；2014.
2) 日本緩和医療学会．緩和医療ガイドライン作成委員会編．がん患者の消化器症状の緩和に関するガイドライン（2011年版）．東京：金原出版；2011.
3) 日本緩和医療学会．緩和医療ガイドライン作成委員会編．終末期がん患者の輸液療法に関するガイドライン（2013年版）．東京：金原出版；2013.
4) 日本緩和医療学会．緩和医療ガイドライン作成委員会編．がん患者の呼吸器症状の緩和に関するガイドライン（2016年版）．東京：金原出版；2016.
5) Bredin M, Corner J, Krishnasamy M, et al. Multicentre randomised controlled trial of nursing intervention for breathlessness in patients with lung cancer. BMJ 1999；318：901-4.
6) 日本緩和医療学会．緩和医療ガイドライン作成委員会編．苦痛緩和のための鎮静に関するガイドライン（2010年版）．東京：金原出版；2010.
7) Morita T, Tsunoda J, Inoue S, et al. The Palliative Prognostic Index：a scoring system for survival prediction of terminally ill cancer patients. Support Care Cancer 1999；7：128-33.
8) Morita T, Hirai K, Okazaki Y. Preferences for palliative sedation therapy in the Japanese general population. J Palliat Med 2002；5：375-85.

（髙橋　正裕）

キーワード索引

【い】
一次性頭痛…81

【え】
エパレルスタット…99

【お】
嘔気…123
オピオイド…57, 123
オピオイド離脱症候群…139

【か】
下肢麻痺…41
ガッセル神経節ブロック…105
合併症…139
カルバマゼピン…105

【き】
気胸…33
胸腔穿刺…33
局所麻酔薬中毒…17, 47

【く】
偶発的くも膜下カテーテル留置…17

【こ】
高位脊麻…17
交感神経遮断効果…69
抗凝固薬…1
抗精神病薬…131
硬膜外血腫…1
硬膜外膿瘍…1

硬膜外麻酔…1, 47
硬膜外無痛分娩…17
呼吸困難感…145
呼吸抑制…57
国際頭痛分類…81
骨転移痛…131

【さ】
坐骨神経ブロック…41
三叉神経痛…105

【し】
自己調節鎮痛…57
脂肪乳剤…47
終末期鎮静…145
消化器症状…145
神経血管減圧術…105
神経障害性疼痛…111
神経損傷…1

【せ】
星状神経節ブロック…69
全脊麻…17
せん妄…131

【そ】
早期合併症…69
ゾレドロン酸…131

【た】
帯状疱疹…111
帯状疱疹後神経痛…111

【ち】
チネル徴候…41

遅発性合併症…69
超音波ガイド下…69

【て】
デュロキセチン…99

【な】
内臓神経ブロック…139

【に】
二次性頭痛…81

【ふ】
フェンタニル持続静脈内投与…57
腹横筋膜面ブロック…47
複合性局所疼痛症候群…91
プレガバリン…99

【へ】
便秘…123

【ほ】
包括的疼痛評価…123

【ゆ】
有痛性糖尿病性神経障害…99

【り】
リハビリテーション…91

【わ】
腕神経叢ブロック…33

PBLDで学ぶ痛み治療
―術後鎮痛から，ペインクリニック，緩和医療まで―　　＜検印省略＞

2018年5月1日　第1版第1刷発行

定価（本体3,600円＋税）

編集者　駒　澤　伸　泰
　　　　森　本　康　裕
発行者　今　井　　　良
発行所　克誠堂出版株式会社
〒113-0033　東京都文京区本郷 3-23-5-202
電話（03）3811-0995　振替 00180-0-196804
URL　http://www.kokuseido.co.jp

ISBN 978-4-7719-0503-0 C3047 ￥3600E　　印刷　三報社印刷株式会社
Printed in Japan ©Nobuyasu Komasawa, Yasuhiro Morimoto, 2018

・本書の複製権・翻訳権・上映権・譲渡権・公衆送信権（送信可能化権を含む）は克誠堂出版株式会社が保有します。
・本書を無断で複製する行為（複写，スキャン，デジタルデータ化など）は，「私的使用のための複製」など著作権法上の限られた例外を除き禁じられています。大学，病院，診療所，企業などにおいて，業務上使用する目的（診療，研究活動を含む）で上記の行為を行うことは，その使用範囲が内部的であっても，私的使用には該当せず，違法です。また私的使用に該当する場合であっても，代行業者等の第三者に依頼して上記の行為を行うことは違法となります。
・ JCOPY ＜（社）出版者著作権管理機構　委託出版物＞
本書の無断複写は著作権法上での例外を除き禁じられています。複写される場合は，そのつど事前に（社）出版者著作権管理機構（電話 03-3513-6969, Fax 03-3513-6979, e-mail：info@jcopy.or.jp）の許諾を得てください。